健康教育系列丛书

脑血管病病人必知

主　编　朱宁宁
策　划　徐淑秀

东南大学出版社

内 容 简 介

本书主要介绍了脑血管病病人必须知道的有关问题，包括什么是脑血管病，脑血管病有哪些危害，怎样预防脑血管病，怎样知道自己患了脑血管病，脑血管病病人的饮食调节，脑血管病病人的锻炼，脑血管病病人药物治疗，脑血管病病人日常生活的调护，脑血管病病人的自我监测等。本书内容丰富，形式活泼，实用性强，可供脑血管病病人及家属、广大医护人员及关心自身健康的朋友阅读。

图书在版编目(CIP)数据

脑血管病病人必知/朱宁宁主编. —南京：东南大学出版社，2005.6

(健康教育系列丛书/徐淑秀主编)

ISBN 7-81089-841-8

Ⅰ.脑... Ⅱ.朱... Ⅲ.脑血管病—基本知识 Ⅳ.R743

中国版本图书馆 CIP 数据核字(2005)第 048805 号

东南大学出版社出版发行
(南京四牌楼 2 号 邮编 210096)
出版人：宋增民
江苏省新华书店经销 扬州文丰印刷制品有限公司印刷
开本：850mm×1168mm 1/32 印张：27 字数：70 万字
2005 年 7 月第 1 版 2005 年 7 月第 1 次印刷
印数：1—15000 册 总定价(6 本)：48.00 元

《健康教育系列丛书》编委会名单

序

随着人民生活水平的不断提高，在衣食无忧的情况下，健康保健成了人们的第一需求。与20年前相比，生活节奏快、环境污染、精神紧张、肥胖、饮食过量、缺乏运动、人口老龄化等成为现代生活的突出特征。随之而来的是各种慢性非传染性疾病发病率在逐年上升，它们现已成为威胁人类健康的主要原因。心血管病、脑血管病、癌症、糖尿病、慢性肾病、慢性肝炎等已列在疾病谱死亡的前几位。它们的发生发展与个人生活方式密切相关。目前这些慢性疾病尚缺少生物学预防手段和治愈方法，因此在生活中加强自我防护观念，无病防病、有病防变就显得极为重要。

在诊疗疾病过程中，我们看到许多患者，因缺乏对疾病的基本了解，在日常生活中不注意采取恰当的自我防护措施，甚至是最简单的措施，而导致疾病快速加重；有些患者由于没有基本的预防观念，在疾病初期不重视正规治疗，到了很严重的程度才到医院就诊，失去了最佳治疗时机；还有些人甚至相信巫术和偏方，导致疾病被延误，后悔莫及。对疾病的无知使我们付出了沉重的经济和生命代价。为此，我们萌发了编写一套包括心血管病、脑血管病、癌症、糖尿病、慢性肾病、慢性肝炎等重要疾病的健康教育丛书的想法，以期能传播一些基本的健康知识，增强广大人民群众的健康保健意识，提高自我防护能力，减少无知的代价，使疾病带来的危害降低到最小程度。

提高人民群众的健康保健意识是大势所趋，也是广大人民群众的迫切要求。随着健康教育的普及和深入，健康教育必将走进社区，走进千家万户。希望本套丛书能够成为广大群众、慢性疾病患者及其家属的良师益友。

徐淑秀

2005 年元月

前 言

健康是人类永恒的追求，健康是无价之宝，健康是人类最大的财富。然而，随着社会的进步、经济的发展、人类平均寿命的延长，尤其是生活方式的改变，疾病谱发生了很大的变化。肥胖、高血压病、糖尿病、血脂异常及高黏血症和心脑血管疾病（主要指冠心病和脑卒中）的发病率急剧增高，已构成一个严峻的社会问题。根据世界卫生组织（WHO）公布的结果，肿瘤、脑血管病、心血管病已成为威胁人类生命的三大疾病。

对于脑血管疾病的防治，世界各国政府和医学科学工作者作出了巨大的努力，每年投入大量的人力、物力，也取得了很多成就。某些发达国家脑血管疾病的发病率得到了一定的控制，但发展中国家仍然居高不下，甚至还在增加。

脑血管疾病不仅病死率高，而且留有不同程度的伤残，瘫痪、痴呆、生活不能自理，甚至长年卧床不起，严重影响病人的日常生活和工作，给家庭、社会造成巨大的经济负担。目前我国公众对脑血管病了解程度不够，缺乏对其症状的早期识别能力。因此积极地开展脑血管病科普教育，提高病人、家属和公众早期识别脑血管病的能力，明确脑血管病的危险因素，正确进行康复锻炼，丰富广大群众对脑血管病的预防保健知识。

本书以手册形式编写，从脑血管病的基础知识、危险因素、治疗、康复、预防、饮食、护理七个方面进行阐述，文字浅显易懂。

编者希望本书能为脑血管病患者、家属及关心自身健康的人提供有效的帮助，为基层工作人员提供有益的参考。

由于编者水平有限，经验不足，书中难免有疏忽不当之处，敬请相关专业人员和广大读者提出宝贵意见。

编　者

2005. 4. 5

目 录 MULU

第一篇 脑血管病概述

第二篇 脑血管病的危险因素

第三篇 脑血管病的治疗

第四篇　脑血管病病人的康复

第五篇　脑血管病的预防

第六篇　脑血管病病人的饮食

第七篇 脑血管病病人的护理

第一篇 脑血管病概述

1. 什么是脑血管病

脑血管病，是指脑血管病变（闭塞，破裂，畸形）造成脑循环异常而引起脑功能障碍的临床综合征，又称“脑血管意外”、“脑卒中”或“中风”。广义的脑血管病应包括急性脑血管病和慢性脑血管病，而临床上常讲的“中风”、“卒中”是指急性病变。

2. 脑的血液供应

脑位于颅腔内，由大脑、间脑、中脑、脑桥、延髓（延髓、桥脑和中脑合称脑干）及小脑构成，是人体“最高司令部”，控制着机体的全部感觉功能和绝大部分的运动功能，是人体最复杂的器官。

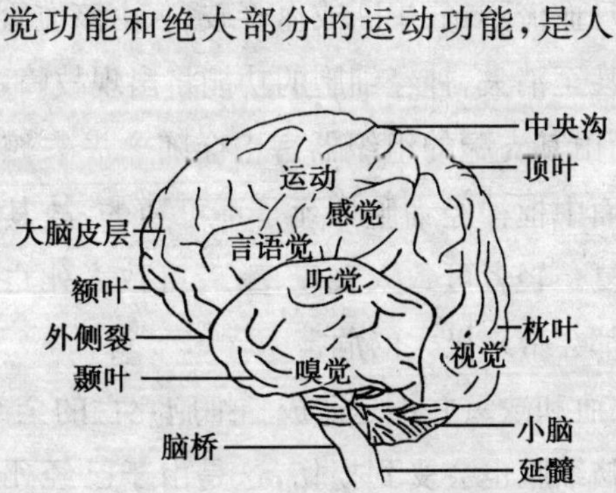

脑组织的结构

成年人脑的重量约1 400克，占体重的2%～3%，但供应脑的血液量占心脏排血量的15%左右，因此脑的血液供应很丰富。脑细胞需要大量的氧和糖来维持正常生理功能和生命活动，它每分钟消耗的氧占全身的1/4，消耗的葡萄糖占全身的1/5，可是脑细胞却不会制造和贮存任何营养物质，因此脑细胞需要连续不断地通过血液供应氧气和其他营养物质来维持正常功能。

为了满足这一需要，血液从心脏通过几条主要的动脉不断地流向大脑。在脑内这些动脉(我们称为脑动脉)不断地发出分支并且变得越来越细，最后变成非常细微的血管，即毛细血管。毛细血管遍布大脑的每一个角落，管壁非常薄，可以向脑内数以百万计的神经细胞供应氧气和营养。

脑血液供应一旦完全停止，弥散在脑组织内和结合在血液红细胞中的氧将在8～12秒完全耗尽，能量物质将在2～3分钟全部用完。正常脑组织在缺血3小时后就可能出现不可逆变化，6小时所有缺血脑细胞则出现坏死。

因此一旦血流不畅、中断或血管破裂，由该血管供应的脑细胞养分减少甚至消失，神经细胞的功能将出现故障，甚至在几分钟内死亡，而由其支配的组织器官也会随之失去控制并出现相应的症状。而中枢神经细胞坏死是不可逆的，故其造成的功能障碍很难恢复。轻者可致人残废，重者可致人死亡，这给病人、家庭和社会都会带来极大的危害。

然而，缺血和缺氧并不是造成脑细胞死亡的全部原因，在梗死灶周围的脑细胞也会受到损伤，这是由于已经死亡的脑细胞会释放出一些化学物质，这些物质可以引起一系列的连锁反应。

因而卒中发生数小时后，导致梗死灶周围区域的脑组织发生损伤或死亡，这种现象叫做继发性损伤。

3. 供应脑的动脉

脑的血液供应主要由颈内动脉和椎-基动脉系统提供。

颈内动脉主要供应大脑前部，包括额叶、颞叶大部分、顶叶和内囊，叫做前循环。发生脑卒中时的典型表现为偏瘫、感觉减退及视觉障碍，有时出现单瘫或失语。

椎-基底动脉系统主要供应大脑后部，包括颞叶另一部分、枕叶、小脑、脑干，叫作后循环。最常见的症状为复视、构音障碍、吞咽困难和眩晕。

两系统通过后交通动脉相连，而左右两侧大脑通过前交通动脉相连，这便构成了颅底的 Willis 环，它是脑血液供应代偿的解剖基础。当一侧大脑半球由于颈内动脉闭塞发生供血障碍时，可通过脑底动脉环起到侧支循环作用，依靠对侧颈内动脉的分支、大脑前动脉和前交通动脉使血液到达病侧大脑半球。

4. 脑血管病发病情况及其危害

脑血管病是威胁人类健康的常见病，无论儿童、青壮年或是中老年均可发病。我国是一个脑卒中发病率较高的国家，对人民健康的危害程度也较严重。脑卒中的发病具有“四高一多”的特点，即发病率高、死亡率高、复发率高、致残率高、并发症多。

(1) 发病率高：发病率是指每十万人口中一年新发病病例。我国脑卒中发病率居世界第二位，每年新发病的脑卒中病人为120～180/10 万，年患病率为 250/10 万。据统计，该病主要发生于中老年人，其发病率从 50 岁开始有随年龄增加而增高的趋势，通常每增加 10 岁，发病机会则增加 1 倍。随着我国人口老龄化程度不断提高，老年人比例逐渐增长，脑血管病发病率也会越来越高。

（2）死亡率高：死亡率指某地某年每 10 万人口的死亡人数，我国脑血管病死亡率为 116/10 万，占全部疾病死因的第二位（造成死亡的疾病中，城市第一位为恶性肿瘤，农村第一位为呼吸系统疾病）。据推算，我国每年死于脑血管病的人数约 100 万以上。而且脑血管病的死亡率随着年龄的增长而增高，年龄每增加 5 岁，脑血管病死亡率约增高 1 倍。另外，脑血管病存活者中几乎有一半的患者在 3～10 年内死亡。如果第 2 次复发，其死亡率要比第 1 次更高。

（3）致残率高：大量资料表明，患脑血管病经抢救存活者中，76％致残，其中 40％重残；10％的病人卧床不起，需要他人长期照顾；仅 20％左右的病人经治疗完全恢复。多数存活病人都遗留有不同程度的致残性后遗症，如半身不遂、讲话不清、智力减退、关节僵硬、挛缩等，甚至出现痴呆。脑血管病后遗症不仅给病人带来痛苦，给家庭和社会也带来较大的压力和负担。

（4）复发率高：据统计，脑血管病经抢救治疗存活者中，复发率一般为 15％～30％，复发时间短者在数周内，长者 5 年以上，而在 1 年内复发的最多。如果忽视了对高血压的控制，心脏病、脑动脉硬化的治疗及其他诱发因素等，则脑血管病复发的可能性更大。

（5）并发症多：脑血管病后遗症病人抵抗力低下，易发生各种并发症，如肺炎、尿路感染、压疮等，这些随时都威胁生命。

目前对脑卒中治疗还没有特别有效的方法，降低脑卒中发病率和病死率的根本出路在于预防。

5. 脑血管病的影响

脑血管病一旦发病即可威胁病人的生命。在不同发病类型中以脑出血造成的死亡率最高，脑血栓的死亡率较脑出血低1～3倍。出血性脑血管病病人，10 人中约 5 人死亡；缺血性脑血管病，约有 2 人死亡。脑血管病发生后如能立即获得治疗和抢救，死亡率将大大降低。

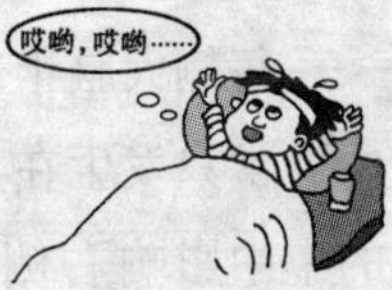

幸存的脑血管病病人中约 80%都有不同程度的后遗症，其中约 1/3 病人因肢体偏瘫而长期卧床，2/3 病人需他人帮助尚能自理生活，有的要靠拐杖行走，有的能跛行，只有 10%～20%的病人几乎看不出有任何后遗症，达到基本治愈的程度。病人遗留的后遗症包括：偏瘫、说话困难、智力减退、肌肉萎缩、关节僵硬、挛缩、肢体感觉丧失及痴呆等精神异常。长期卧床的偏瘫病人中除小便失禁或大使困难外，其他各种并发症均可严重威胁生命，如肺炎、压疮等。

从脑血管病发病后的实际情况来看，如不积极采取防治保健措施，后果也是令人担忧的。脑血管病幸存者中绝大多数病人死于发病后 3～10 年，死亡的原因主要为各种感染和脑血管病复发，其次是心脏病发作，尚有因癌症、消化道出血、脑动脉硬化、精神障碍或痴呆引起的死亡。

脑血管病还给病人带来全身影响，使机体防御能力降低，功能低下，严重威胁病人的健康。

脑血管病的后果虽然严重，但随着医学的进步，脑血管病急性期的抢救水平不断提高，特别是对脑血管病防治的重视，对恢复期的护理和各种康复治疗的加强，使脑血管病死亡率和致残率不断下降。

6. 脑血管病的表现

每侧大脑半球都控制着另一侧身体的运动和感觉功能。卒中通常只发生在其中一侧大脑半球的某个部位，左侧大脑半球的卒中影响右侧身体，而右侧大脑半球的卒中则影响身体的左侧。

卒中的症状和体征可能比较轻微，也可能非常严重，可能是暂时性的，也可能是永久性的。

脑血管病的表现与卒中的类型、部位、损伤范围的大小、机体是否能够恢复血液供应、其他部位的脑组织能否迅速替代受损脑组织的功能等有关。主要表现有：

● 头痛　头痛是蛛网膜下隙出血突出症状。常为全头部劈裂样疼痛。而脑出血患者，由于血液直接刺激脑膜和脑的疼痛结构，80%～90%病人有剧烈头痛。特点是开始时疼痛位于病侧，当颅内压增高或血液流入蛛网膜下隙时，可出现全头痛。

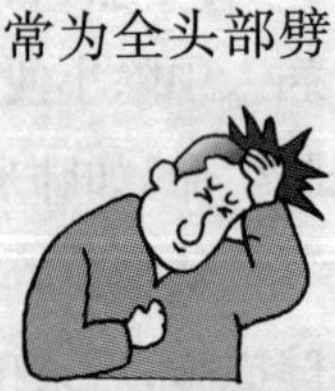

短暂性脑缺血发作和脑梗死头痛多较轻微，但大面积脑梗死合并颅内压增高时，也可出现剧烈头痛。

● 呕吐　呕吐是脑血管病的常见症状，特别是出血性脑血管病，如蛛网膜下隙出血常为喷射性呕吐，发生率在80%以上；脑出血时颅内压增高，呕吐和头痛均加剧。如果病人呕吐出咖啡色胃内容物，表示有上消化道出血，是病情危重的预兆。缺血性脑血管病发生呕吐者较少见，但大面积脑梗死合并颅内压增高时，也可引起呕吐。

● 意识障碍　脑出血病人尤多见，是脑部受到严重而大面积损害的结果。据报道，60%～80%脑出血病人可出现意识障碍。除少部分轻型脑出血病人意识可保持清醒外，脑干出血和小脑出血意识障碍都比较严重；脑室出血病人可迅速出现昏迷；蛛网膜下隙出血意识障碍程度较轻；脑梗死较少出现意识障碍，而大面积脑梗死多伴有意识障碍。

● 偏瘫　偏瘫是指身体一侧上下肢及同侧舌和面部肌肉的运动障碍，也是脑血管病较常见的症状。不论大脑半球任何一侧出现病变，都会导致病变部位对侧偏瘫，程度有轻有重，分为不完全瘫和完全瘫。不完全瘫又叫轻瘫，可以扶杖行走；完全瘫也叫全瘫，病人卧床不起，不能独立活动。有些病人可能面、舌瘫程度较重，肢体瘫痪程度较轻；也可能上侧肢体瘫较重，下侧肢体瘫较轻；或下肢瘫痪程度较重，上侧肢体瘫痪较轻。完全瘫变为不完全瘫时，说明病情好转；反之，不完全瘫发展为完全瘫，则表示病情逐渐加重。

● 失语　失语为优势半球大脑皮层言语中枢损害所致。根据损害部位和临床表现不同，分运动性失语、感觉性失语、混合性失语和命名性失语等。运动性失语患者丧失了语言表达能力，不会说话，但能理解别人讲话的意思，可以用手势或点头等来回答问话；感觉性失语病人听不懂别人讲话的意思，但这类病人由于语言运动中枢完好，所以能够说话，且说起话来，快而流利，但与人对话则是答非所问。混合性失语病人既有运动性失语，又有感觉性失语，自己不会说话，又不理解别人讲话的内容。命名性失语表现为患者能讲话，能理解别人的话，能说出物品的性质和用途，唯独叫不出物品的名称。

(1) 右侧大脑卒中可能会导致以下症状

左侧躯体如左脸、左臂或左腿无力、瘫痪或协调困难；

左侧躯体没有感觉和失去位置感；

对物体的距离、大小、位置、形状和运动速度的判断能力下降；

思维混乱；

对视野内左侧的物体没有感觉；

行为改变(变得快速而冲动)；

不能画图、穿衣服或者不能看地图。

(2) 左侧大脑卒中可能会导致下列症状

右侧躯体如右脸、右臂或右腿无力、瘫痪或协调困难；

右侧躯体没有感觉和失去位置感；

听讲、说话(讲话含糊不清)、阅读、书写和计算能力下降或丧失，或者不能理解别人说的话；

对视野内右侧的物体没有感觉；

行为改变(缓慢、小心，有些杂乱无章)。

7. 卒中造成的其他影响

(1) 食欲减退和严重失眠。

(2) 情感改变：不能控制地哭和(或)笑。卒中病人可能会在不感到特别悲伤或高兴的时候发出不恰当的哭或笑，变得悲喜无常。

(3) 抑郁：有时候抑郁会持续好几个星期或者更长时间。其他有关抑郁的表现包括没有食欲、严重失眠、没有活力和热情以及失去对某些活动和与别人交往的兴趣等等。

(4) 大小便问题：卒中病人可能会因为控制排便的神经中枢受损而出现尿潴留或失禁、便秘或大便失禁，也可能因为无法讲话而不能表达自己的意思。

(5) 性生活问题：卒中可能造成瘫痪或者病人不能感觉到自己的身体某一部位的存在，这通常会使病人对性生活感到恐惧，或者对能否进行满意的性生活缺乏信心。

8. 各种脑血管病的表现

脑卒中分为两种主要类型。如果是由血管阻塞引起的，叫缺血性卒中；如果是由血管破裂引起的，叫出血性卒中。缺血性卒中常见的是短暂性脑缺血发作(俗称叫“小中风”，英文缩写为“TIA”)、脑血栓形成和脑栓塞；出血性脑卒中以脑出血(脑溢血)和蛛网膜下隙出血常见。

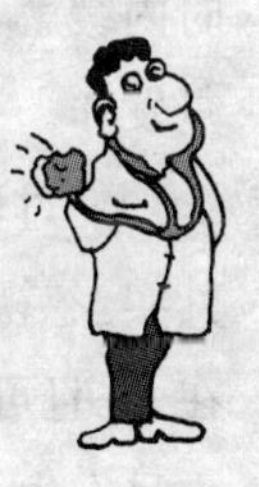

(一) 短暂性脑缺血发作

短暂性脑缺血发作又叫做一过性脑缺血发作(TIA)，既是一种病，也是一种危险因素，尤其近期频繁出现一过性脑缺血发作更是脑梗死的特级警报。短暂性脑缺血发作持续时间长，相当一部分病人将会发展成为卒中，所以有人将其称为“小卒中”，以区别于“大卒中”。

一过性脑缺血发作发生原因主要是由于脑组织某一局部区域微小血管栓塞，或因脑血管痉挛出现暂时性血液循环障碍（血液供应暂时中断或显著减少），或因阵发性心律失常，排血量一过性降低，引起时间短暂的、可反复出现脑缺血的神经症状。

一过性脑缺血发作起病年龄大多在50岁以上，高血压、高血脂、糖尿病、吸烟等是促使动脉硬化发生发展的因素。颈内动脉系统的短暂性脑缺血发作演变成完全性卒中的时间比椎-基底动脉系统短。

病人表现为一种短暂的且反复发作的脑局部供血中断，主要表现是：手中拿着的物品突然掉落、一侧肢体不听使唤或瘫痪、单侧视力障碍、头痛、近期出现记忆障碍，或有眩晕、耳鸣、吞咽困难、语言障碍等。

神经功能缺损持续时间仅数分钟至数小时不等，多在1小时内缓解，最长不超过24小时，症状便消失，并恢复常态。常反复发作。

一过性脑缺血发作容易被忽视，很多人把它当成小病对待，其实，忽视TIA是非常危险的，因为导致TIA的原因还继续存在，并且可能会不断加重，而且其常常是脑卒中的先兆。因此，一旦发生小中风应尽早去医院进行全面、系统的检查和治疗。

调查资料表明，下列人群比一般人更容易发生“小中风”，应特别注意：

（1）有颈动脉或颅外段动脉硬化病史者。

（2）血脂、血压和血液黏稠度明显增高者。

(3) 体胖、缺乏运动者。

(4) 滥用降压药物的高血压病人。

(5) 有脑卒中、冠心病或糖尿病家族史者。

(6) 长期大量吸烟或酗酒者。

(二) 脑梗死

脑梗死包括脑血栓形成和脑栓塞。两者的发生机制虽然不同，但最终造成的结果是相同的，即脑组织因缺血、缺氧而发生坏死，脑组织功能减弱或丧失。脑梗死容易与小量脑出血混淆，区别脑梗死与脑出血最可靠的检查方法是头颅 CT 或核磁共振。

脑梗死好发于中年以后，一般在 50 岁以后人群中发病率增加，男性多于女性，冬春季节多发。常有高血压病、高血脂、冠心病等病史。病前多有短暂性脑缺血的表现。发病较缓慢，多在安静或睡眠中起病。

脑梗死是脑卒中最常见的类型，占全部脑卒中病例的半数以上。脑梗死是指在动脉粥样硬化的基础上，脑组织动脉血流逐渐减少或突然中断，停止供血、供氧、供能时该动脉供血区的脑组织发生变性坏死，所引发神经功能缺损的表现。

● 脑血栓形成　脑血栓形成原因主要是脑部动脉形成血凝块使血流阻塞，有时候也可能是向脑输送血液的颈部血管（颈动脉或椎动脉）中形成了血栓。一些有动脉粥样硬化损害的动脉最容易形成血栓。多见于 50～60 岁有动脉粥样硬化的中老年人，男性居多，进展缓慢。脑动脉粥样硬化、高血压、血脂异常、糖尿病、冠心病、血黏度增高、血小板聚集性增加、吸烟、肥胖等都是脑梗死的易患因素，约 1/4 的病人有过短暂性脑缺血发作。

一旦脑血管的主干或分支受阻，就会引起脑缺血，导致脑功能障碍，严重者则发生脑梗死。

脑梗死多在发病后几小时或几天内达高峰。由于闭塞血管和梗死灶大小、部位不同，神经功能障碍也不同。病人一般意识清醒，多有明确的偏瘫、偏身感觉障碍、偏盲等体征，部分病人可有言语障碍，发病时一般无头痛、呕吐、昏迷等症状。若较大血管形成血栓、出现大面积脑梗死时，可发生脑水肿，意识障碍逐渐加重，甚至因脑水肿、脑疝而死亡。由于不同部位的脑组织功能不一，因而不同部位的血管阻塞所引起的症状也各异。预后比脑出血好，死亡率较低，但一部分病人会留有偏瘫等后遗症，且易复发。

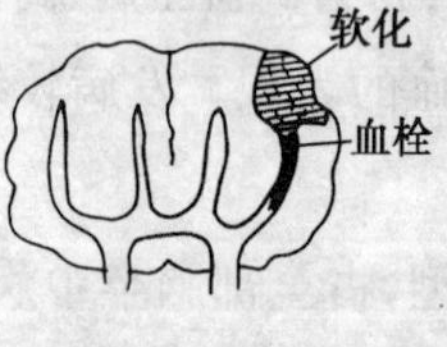

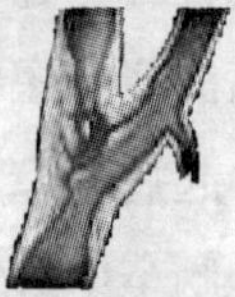

脑血栓——因脑动脉硬化阻塞血管

● 脑栓塞　脑栓塞约占脑卒中的1/5。与脑血栓形成不同的是，血凝块不是在脑动脉内直接形成的，而是起源于其他部位的动脉，最常见的是在心脏内壁或瓣膜上形成的血栓。当其他部位的血凝块（栓子）脱落下来时，栓子会随着血流被带到脑内，由于动脉分支变得越来越细，一旦栓子到达不能通过的部位，就会停留而阻塞血管，使该动脉供血区的脑组织发生变性坏死，这种突然发生的血管阻塞就叫做栓塞。

脑栓塞的栓子大多是由风湿性心瓣膜病附壁血栓、颈动脉或主动脉不稳定的动脉粥样硬化斑块脱落后随血流带来的，少数栓子是由气体、寄生虫或虫卵、脓液或脂肪形成。因此脑栓塞发病年龄不一，以中青年女性居多。

该病发病急骤，多数起病前无先兆，于数秒钟或数十秒内症状达高峰。

病人常出现短暂的程度不等的意识障碍，当脑组织受损范围较大时可出现偏瘫、失语、头痛、抽搐、呕吐、昏迷等症状；脑组织受损范围较小的病人可仅有头晕、记忆力减退、口周麻木等症状。病人常有风湿性心脏病心房纤颤、急性心肌梗死、心内膜炎、心脏手术、分娩或骨折的病史。

急性期后，大多数病人可逐渐恢复，也有部分可留下后遗症，约半数病人可能复发。

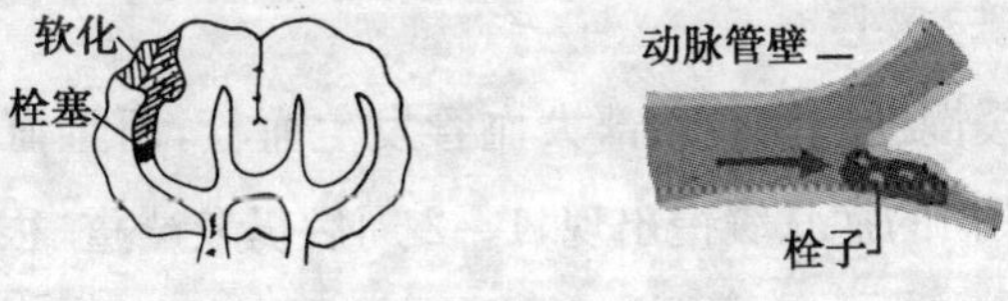

脑栓塞——在脑以外部位产生栓子阻塞血管

● 腔隙性脑梗死　腔隙性脑梗死是指发生在脑内终末微小动脉的梗死，又名微梗死。微梗死发生后，不论病灶如何小，都要经历缺血、软化、液化，遗留腔隙，然后才能在 CT 上表现出病灶。腔隙性脑梗死病灶多，病变小而深，小的病灶还不到米粒大。它是在高血压和动脉硬化的基础上，脑深部的微小动脉发生闭塞，引起局部脑组织发生缺血性病变。由于病变范围小，其临床表现多不明显，多数病人甚至“自我感觉正常”。一般人可出现注意力不集中和记忆力下降等容易被忽视的症状。腔隙性脑梗死发病一般少则数日，多则 3～6 周，大多数恢复较满意。

但如果是复发腔隙性脑梗死，且合并有其他脑血管病与糖尿病血糖持续高水平者，则预后不良。

按照发病后演变的规律来分，脑梗死可以分为以下几种类型。

（1）稳定型：缺血所致的神经功能损害在几小时或2～3天内达到高峰，以后不再发展，病情稳定，当脑循环重新建立后，症状可减轻。

（2）急性暴发型（或类似出血型）：因较大的动脉急性堵塞，可引发广泛的脑缺血水肿，甚至并发梗死后出血。患者在数分钟或1小时内即出现意识不清、偏瘫、失语、头痛、呕吐等表现，还可伴有瞳孔大小不等现象。如无头颅CT检查，很难与脑出血区别。

（3）缓慢进展型：颈部大血管发生血栓，而且血栓不断增多，神经缺损的症状缓慢出现，1～2周后仍较严重，很难与脑肿瘤区别。

（4）可逆性缺血性神经功能缺损：发病后3周内神经系统缺失的症状、体征完全缓解而不留后遗症。可能是由于首次得病，累及的血管较小或侧支循环迅速而完善地代偿所致。

（三）出血性脑血管病

脑内或脑附近的血管破裂，而由破裂的动脉供应的脑组织无法获得正常的氧和营养供应，从而导致功能丧失。流出的血液还会压迫周围的脑组织引起损伤。

脑出血最常出现在同时患有动脉粥样硬化和高血压的病人。脑动脉瘤和动静脉畸形是最常见的脑出血的原因。

根据出血部位的不同，脑出血也有两种主要类型：脑出血和蛛网膜下隙出血。

脑出血是指脑实质内部的动脉破裂导致的出血，出血灶周围被脑组织包围。

蛛网膜下隙出血是指脑组织和颅骨之间的间隙内出血。

● 脑出血(脑溢血)　脑出血指不是由外伤引起的自发性出血，而是脑内动脉、静脉、毛细血管的坏死或血管破裂，血液流入脑实质所致。脑出血发病率占各类卒中的20%～30%，是病死率最高的卒中类型。

脑出血多发生在50岁以上患有高血压、动脉硬化的病人身上，故也称高血压动脉硬化性脑出血或高血压性脑出血。其他可导致脑血管病变的因素还有：动脉瘤、脑动静脉畸形、淀粉样血管病、动脉炎、妊娠高血压、抗凝及溶栓治疗等。

近年来随着中青年人群中高血压病人数增加，出现了一些30～40岁的高血压性脑出血病人，该病已成为中青年猝死的重要原因之一。

脑出血临床表现的轻重主要决定于出血量和出血部位。鉴别脑梗死与脑出血的最主要方法是头颅CT扫描。

高血压性脑出血发生前多无先兆。通常是在情绪激动、过度用力、过度疲劳等情况下突然发病，少数是在休息或睡眠中发生的。

该病发病急骤，病情进展迅速，病人会突然感到剧烈的头痛、恶心、呕吐，往往在数分钟至数小时内病情达到高峰。发病后多表现为头痛、呕吐、较完全的一侧肢体偏瘫、言语不清和意识障碍，发病后上述症状很快出现并达到高峰。在发病时多有血压明显升高，检查可以发现眼底有出血或视神经乳头水肿。

脑干和小脑出血以及脑内大量出血，会破坏脑组织，侵犯脑室，产生血性脑脊液，在血肿和周围的水肿共同挤压下产生脑疝这一致命的后果。

而另一些出血量小，或出血尚未破坏重要结构的病例，临床表现不典型，容易被误诊、漏诊。因得不到及时有效的治疗，而导致出血扩大或再次出血，使得本来可以缓解的病情加重。

腰穿脑脊液压力增高，血性脑脊液占80%以上。

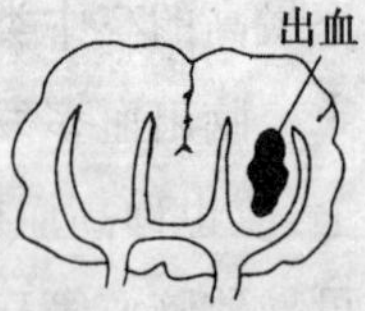

脑出血——在脑实质内发生出血

● 蛛网膜下隙出血　蛛网膜下隙出血是颅内血管破裂后血流入到蛛网膜下隙所致，是脑卒中发病率较低的一种，约占15%。

最常见的病因是颅内动脉瘤和脑血管畸形，约占70%，前者较后者更多见。好发于青少年和儿童；其次为高血压、动脉硬化，约占15%。发病年龄以青壮年多见。

常见的诱发因素有重体力劳动、剧烈运动、精神紧张或情绪激动、咳嗽、用力排便、饮酒、奔跑、性交等。

蛛网膜下隙出血患者突然发病，少数发病前有头痛、头晕、视物模糊或长期间歇慢性偏头痛病史。突然发生头部剧烈胀痛或劈裂样剧痛，后转为钝痛或搏动性痛。头痛部位起先局限，在后枕和颈部，有时可辐射到前额和眼部，很快遍及整个头部或局限于前额，并可涉及颈、肩、腰部与下肢等。低头时头痛加重，伴有恶心、呕吐、颈部强直和脑膜刺激征阳性。病人往往烦躁不安、畏光，约50%病人发病时有短暂意识障碍，表情淡漠、反应迟钝、嗜睡，严重者可发生昏迷。少数有偏瘫、眼球运动障碍及癫痫发作。

腰椎穿刺颅内压常增高，脑脊液呈均匀血性。因有大量血液聚积于神经根，可造成刺激症状，出现颈痛、腰痛、小便费力，甚至有短暂的尿潴留。

在出血后的最初几天，由于血液的吸收和体温调节障碍，可出现中等的体温增高(37.5～38℃)。蛛网膜下隙出血一般不引起肢体瘫痪，但若伴有脑内血肿时，可出现偏瘫或失语。此病大多可治愈。若反复发生则可进行手术治疗。

蛛网膜下隙出血并发症有：

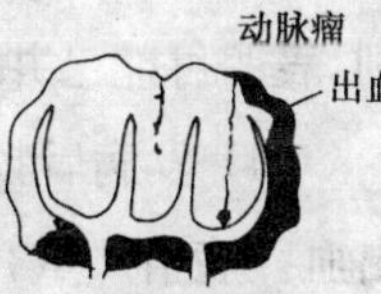

蛛网膜下隙出血
——在脑的表面

(1) 再出血：多发生在起病4周内，第2周尤其多见。出血的动脉破裂口尚未修复好、过早起床活动、情绪激动、用力等因素可诱发再出血，表现为原有症状突然加重。CT或脑脊液检查有新的出血。

(2) 脑积水：急性脑积水多发生在急性期，病情突然恶化，出现头痛、呕吐、意识障碍加重，腰穿检查脑脊液压力明显增高，CT证实有脑积水。另外一种叫交通性脑积水，发生于病后2～4周，表现为痴呆、下肢无力和大小便障碍。CT发现有脑积水，腰穿检查脑脊液压力增高不明显，又叫正常颅压脑积水。

(3) 脑动脉痉挛：可在发病早期或1～2周内出现，约25%病人可发生。表现有偏瘫或意识障碍加重，腰穿检查脑脊液无再出血，CT可见脑内梗死灶，数字减影血管造影(DSA)或多普勒超声可发现脑动脉痉挛的证据。

9. 如何估计卒中后病情的轻与重

一般可从以下几方面估计病情轻重和危险趋势。

(1) 如果起病缓慢，病人始终清醒、无昏睡，多为缺血性卒中，一般对生命威胁相对较小。

(2) 一发病即昏睡，大声呼唤时可唤醒，随即又入睡或很难叫醒，昏迷由浅到深或清醒后又昏迷，说明病情严重。

(3) 两侧瞳孔不等大，呼吸伴有鼾声、呼吸节律变慢而不规则，表明可能已并发脑疝，病情相当严重。

(4) 发病后频繁呕吐，吐出咖啡样胃内容物，说明消化道有出血。病情严重，预后不佳。

(5) 体温突然升高、抽搐、血压过高或突然下降，说明病情恶化。

10. 脑出血的预后及死亡率

脑出血的死亡率很高，并且从发病到死亡的时间也很短。依照从发病到死亡的时间划分，1 天内者占 60%，1～4 天者 22%，5～14天者 14%，2 周以上者 4%。脑出血有时很难确定预后，因为脑出血可能还在继续，而且往往变化很快。判断预后可参考以下表现：

(1) 昏迷：昏迷时间越长、程度越深，预后越差。如果起病后 48 小时昏迷无恢复的征象，出血虽然停止，但恢复的希望很小。如果起病时昏迷较轻，随后加重，或病人神志一度恢复而又转入昏迷者，则预后严重。

(2) 脑室出血：若病人发病后出现四肢强直性抽动、体温升高、昏迷加重，提示预后不良。

(3) 脑干出血：无论是桥脑或中脑出血，都提示预后不良。

(4) 呼吸：呼吸深重并有暂停者，表示呼吸中枢已受累及，预后严重。

(5) 血压：血压继续升高，表示颅内压升高或脑干受损，情况严重。但血压显著下降，表示临近死亡。

(6) 并发其他系统的功能障碍：脑出血急性期一旦并发心衰、心律不齐、呼吸困难、消化道出血（呕吐咖啡样胃内容物）等，均表示预后不良。

第二篇　脑血管病的危险因素

脑血管病危险因素即可以引起脑血管病的原因，对危险因素的充分了解并采取一定的对策对预防脑血管病的发生有重要意义。在脑卒中的危险因素中，有些因素如年龄是无法改变的，但对于可以改变的因素应提早加以注意和预防。

无法改变的危险因素：年龄、性别、种族、有卒中和 TIA 病史或家族史等。

可以改变的危险因素：高血压、心脏病、糖尿病、高胆固醇水平、吸烟、过量饮酒、精神紧张、肥胖、久坐的生活习惯、红细胞增多、口服避孕药（特别是吸烟的女性）、吸毒和长期应用麻醉药、无症状性颈动脉狭窄等。

1. 年　　龄

脑血管病的年龄特征很突出，随着年龄的增长，发病率和死亡率均明显增加。据我国的资料表明：75 岁以上年龄组的发病率为 65～74 岁组的 1.4～1.6 倍，为 55～64 岁组的 3～4 倍，为 45～54 岁组的 5～8 倍，为 35～44 岁组的 30 倍。脑血管病病人中 50 岁以上的死亡率达 93.64%，而年龄每增加 5 岁，死亡率增加 1 倍。由此可以看出，年龄与脑血管病关系十分密切。

从流行病学调查情况看，脑出血多见于60岁左右的人，脑梗死的发病年龄较脑出血晚一些。而蛛网膜下隙出血多见于青壮年，这是因为此类病人与先天性脑动脉瘤及动静脉畸形有关。

随着年龄的增长，人体各组织器官的机能逐渐减退。脑血管病的发生，重要原因之一是血管的衰老。而随着年龄的增长、脑血流量减少、血流速度减慢，也是引起脑血管病的另一重要因素。因此，适当调整饮食，合理用脑，预防和治疗脑动脉硬化，适当锻炼，减缓衰老，可有效预防脑血管病的发生。

● 脑血管病不是老年人的专利　许多青年人认为，脑卒中尤其是脑梗死，是老年人的常见病，离他们很遥远。实际上近年来随着生活方式的变化，40岁以下的脑梗死发病率呈现逐年上升的趋势。

青年人患脑梗死的病因比较多，主要是早发性动脉粥样硬化及高血压动脉硬化、心脏疾病、脑动脉炎、急性酒中毒、口服避孕药等。某些青年的动脉已有早期粥样硬化病变，这与血脂代谢异常、患糖尿病和高血压、吸烟、肥胖、从事紧张性的工作、高热量饮食有关。脑部供血动脉发生粥样硬化、狭窄、血栓形成或栓塞、脑缺血等后，进一步可发展成脑梗死、脑萎缩。

青年人高血压的发病率也不容忽视，病情通常比较严重，进展比较快，发生恶性高血压、高血压危象、高血压脑病的比例较高。青年高血压病人一旦发生脑卒中，治疗比较棘手。在我国，高血压动脉硬化引起的脑梗死是青年脑梗死的首要病因，约占40%。

2. 性　别

脑血管病病人中性别比例略有差异，男性发病率比女性高25％。男性脑血管病发病率较高的原因，可能与下列因素有关：

（1）男性高血压病人多于女性。

（2）男性吸烟与饮酒者比女性多。

（3）男性从事重体力劳动较多，突然用力可能诱发脑血管病。

（4）某些男性脾气暴躁或过于抑郁。

（5）男女间不同的遗传基因及内分泌因素。

3. 种　族

不同种族卒中的发病率也不同，这可能与遗传因素有关，也可能和社会因素如生活习惯和环境有关。美国黑人和西班牙人比其他种族的高血压发病率高，卒中的发病率也较高，而且卒中的发生年龄更小。

4. 家族史和个人史

国内外有不少报道提示，有家族史的脑血管病与高血压病史是卒中的危险因素。家庭中直系亲属患有卒中或高血压病者，发生卒中的危险性比普通人显著增高。也有人统计，一般父母死于卒中的，其子女的发病率是正常人的4倍。而且双胞胎患卒中有关联性，这说明遗传因素在卒中发病上有一定意义。现在还无法确定这种危险性的增加是由遗传性因素引起的，还是由于家族性的生活习惯引起的。

脑血管病在有该病家族史的家族中发病率高的原因与患者家属动脉硬化的发生率较高，血管弹性不稳定，脂肪、蛋白质及凝血机制代谢障碍，自主神经中枢调节功能差有关。因此脑血管病具有明显的遗传倾向。所以，必须注意探索和改善能导致脑血管病的遗传因素，弥补缺陷和不足，才能有效地降低脑血管病的发病率。

多数研究认为，卒中是多基因遗传，其遗传度受环境因素影响很大。一些研究还显示环境因素比遗传因素更重要，遗传因素产生的不良作用也可通过环境因素改变而发生变化。所以，对有卒中家族史的人群要加强监测，尽早提醒其注意对危险因素的控制。

5. 动脉硬化

脑动脉硬化症指由脑动脉粥样硬化、小动脉硬化、玻璃样变性等脑动脉壁变性、脑功能障碍、精神障碍及脑局部损害等一系列脑损害的表现。

动脉粥样硬化可发生在心、脑、肾、四肢及肠系膜等任何部位动脉，如脑动脉发生动脉硬化，血管弹性减退或消失，脑血管管腔变窄，血流速度变慢，脑供血不足，继而造成脑细胞营养不良、代谢障碍，或狭窄管腔造成脑梗死，或硬化血管破裂造成脑出血。

病理检查证实，我国 20 岁左右的人口中主动脉弓已经有硬化斑，50 岁以上的中老年人几乎不可避免地有或轻或重度的动脉粥样硬化。

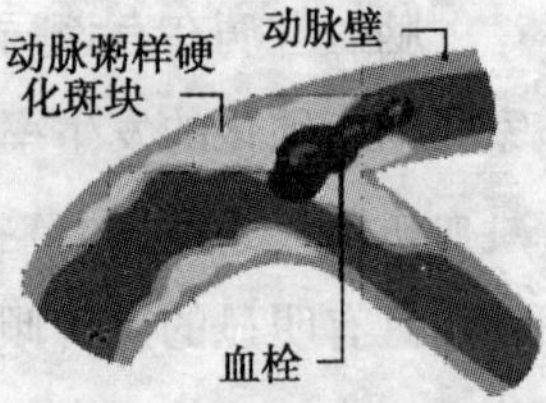

● 动脉粥样硬化特定的易发人群　一是50岁以上的中年人,男性发病率是女性的2倍以上,女性发病往往在绝经期后。

二是脑力劳动者,尤其工作压力大、长久处于紧张状态、性格急躁、竞争性强、工作过久、不注意休息、强制自己获得成功的A型性格者,他们是动脉硬化症的高发人群。

三是常进食高热量、高脂肪、高盐、高糖食品,以及少食蔬菜、水果,机体缺乏维生素C及某些微量元素的人群。

四是肥胖者,尤其是体重迅速增加者,家族中有年轻时就患动脉硬化者。

● 引起脑动脉硬化症的病因　动脉粥样硬化形成原因复杂,且其发生和发展又是一个渐进的过程。研究认为,形成原因众多,其中血脂异常、高血压、吸烟被认为是该病的三大危险因素。

(1) 高血压病:高血压对血管壁可造成机械性损伤。影响管壁的渗透性和营养状况,破坏管壁的弹力层。血脂受压力影响,易沉积于动脉壁,促进动脉粥样硬化形成。

(2) 高脂血症:胆固醇增高与动脉粥样硬化有关,如果每天进食的胆固醇过多,超过人体代谢的需要,则血中胆固醇、甘油三酯就易沉积于血管壁内膜,形成动脉粥样硬化。

(3) 糖尿病:据报道,40岁以上糖尿病病人中动脉硬化的发生率比正常人高1倍,且动脉硬化出现早、发展快、程度重。

(4) 吸烟：吸烟者患动脉硬化的概率比不吸烟者高 2～6 倍，每日吸烟量越多，概率越高。烟内大量的烟碱使血浆中肾上腺素含量增加，肾上腺素促进血小板聚集和内皮细胞收缩，给β-脂蛋白和前β-脂蛋白通过内皮细胞间隙进入内皮下层创造了条件，导致动脉粥样硬化。

(5) 神经精神活动失调：长期精神紧张、负担过重、压抑、生活不规律等，易引起血管痉挛、血压升高，并能影响胆固醇的代谢，导致动脉硬化。

(6) 其他：遗传、饮食不节、中毒、感染、酗酒及某些其他疾病等也会诱发脑动脉硬化。

● 脑动脉硬化症的早期表现　脑动脉硬化的初期，由于脑实质供血不足，使大脑皮层受损，并引起高级神经活动障碍，产生类似神经衰弱的表现。常见的有：

(1) 头晕：如走路时不稳，头左右转动及后仰时加重。椎-基底动脉的脑动脉硬化常表现为眩晕。

(2) 头痛：可出现在头各个部位，性质不一。枕部钝痛多见，高血压病人可出现跳痛。

(3) 记忆力减退：主要表现为近记忆力减退，容易遗忘人名、物名，远期记忆力尚好。

(4) 睡眠障碍：表现为难以入睡、睡眠变浅、易醒、早睡、醒后不易再入睡以及多梦、嗜睡。

(5) 思维迟钝：表现为理解力、判断力、综合分析能力、计算能力减弱。

(6) 情绪不稳定：情绪兴奋、低落、多疑、多虑、紧张、恐惧、自卑等。

● 脑动脉硬化的后期表现

(1) 脑动脉硬化性痴呆：脑动脉硬化症造成脑供血不足，脑皮层受损到一定程度，部分脑细胞开始死亡，脑裂变深、变宽，脑回缩小。症状由一般性脑动脉硬化表现逐渐加重，变得行为异常、强哭强笑等，逐渐发展成痴呆。

(2) 假性延髓麻痹(也叫假性球麻痹)：表现为构音含糊不清，吞咽困难，饮水呛咳，声音嘶哑，甚至不能伸舌、张口及咀嚼困难。面部表情呆板，强哭强笑，步态笨拙，有不自主动作出现等。

(3) 震颤麻痹：表现为肌张力增高，震颤，表情呆板等，可有畏冷、畏热、易出汗等自主神经功能失调表现。

(4) 其他：颅神经损害、脑叶受损、皮质下动脉硬化性脑病、小脑功能障碍、丘脑下部损害、一过性完全遗忘等。

6. 高血压病

高血压病是一种常见病、多发病，在我国成年人中发病率约为10%。我国20世纪50至70年代每年新发高血压病人为100多万，到80至90年代每年新发300多万。年龄越小，增幅越大，25～49岁年龄组上升幅度显著高于其他年龄组。农村高血压患病率比城市上升幅度要高。近10年来，多数人群血压、血清胆固醇和体质指数均呈上升趋势。我国高血压病人已逾1亿，涉及几千万个家庭。

高血压是卒中最重要的一个危险因素。脑中风80%是由高血压病引起的。高血压病人发生卒中的危险性是正常人的4～6倍，即使病人血压轻度升高，也会增加卒中的危险性。

高血压可加速动脉粥样硬化的发展，引起全身细小血管痉挛，长时间血管痉挛，可使血管壁缺氧而发生变形，并逐渐增厚，使管腔变窄、弹性减退。如果再加上其他因素，如高血脂、高血糖、血黏度高等，则会加速血栓形成，还易形成微小动脉瘤。某些部位的脑血管走向较陡直，易破裂，易发生脑出血。

由于没有任何明显的症状，高血压常常被称为"无形杀手"。

高血压既是独立的疾病又是脑卒中、冠心病、肾功能衰竭和眼底病变的危险因素。营养过度、饮食过于精细、吸烟、缺乏体力劳动、久坐的生活方式和较大的心理压力、精神过度紧张等是高血压危险因素。干预高血压的危险因素可同时降低患糖尿病、肿瘤等其他慢性疾病的危险。

● 血压控制标准　正常人的血压应该为60～90 mmHg。世界卫生组织(WHO)规定：当收缩压超过 140 mmHg，舒张压超过 90 mmHg 时，即为高血压。

一般来说，血压应控制在 140/90 mmHg 以下。

值得注意的是，对于老年人来说，血压的突然降低也可以导致卒中发作。因此，老年人高血压的药物治疗应从小剂量开始，逐步地控制血压。一般来说，60 岁以上的老年人的血压不应低于 160/90 mmHg。

● 容易患高血压病的因素

(1) 遗传性：40%～60%的高血压病病人有家族遗传史。

(2) 肥胖。

(3) 年龄：40 岁以上人群患病率明显增高。

(4) 职业：脑力劳动者比体力劳动者更易患高血压。

(5) 盐的摄入：每日摄盐量大于 6 g 者易患高血压。

（6）精神因素。

● 高血压病常见症状　高血压发病过程缓慢，早期可无症状或仅有头昏、头痛、记忆力下降、失眠、乏力等症状。随着病程发展，血压进一步升高，可导致动脉硬化，引起心、脑、肾等靶器官损害，进而影响重要脏器功能。

（1）高血压病的主要症状：头痛、头晕、头胀、耳鸣、眼花、健忘、注意力不集中、失眠、烦闷、乏力、心悸、四肢麻木、手臂有蚁走感、眼结膜下出血、鼻出血、月经过多等。

（2）常见脏器损害有心、脑血管及肾脏的损害。

心脏损害：心肌梗死、冠心病、左心室肥厚、心衰等。脑损害可有高血压性脑病、脑出血、脑血栓形成、脑动脉硬化等。

肾脏损害：肾功能不全，重者可引起肾衰。

全身动脉血管损害：导致血管痉挛、末梢供血不足等。

● 中国高血压病防治策略　高血压防治的目标是：提高知情率、服药率、控制率。采取群体预防为主和早诊早治并重的策略。

对高危人群进行干预，效果显著，可使心脑血管病死亡率下降三成到五成，降低了治疗费用。对一般人群，以健康教育为主，提高自我保健意识和防护能力；对高危人群，实施危险因素筛查和监测，如血脂、血清胆固醇、体重指数等；开展行为干预，如控烟、限盐、平衡膳食、适度运动等。

对病人进行规范化治疗和管理，防止严重并发症。建立档案、定期随访、指导用药和健康教育。

开展监测与评价，定期检测血压。培训从事社区高血压病防治的医务人员、健康教育人员、血压测量员等。

坚持长期规律的药物治疗。

● 脑梗死时血压的处理　高血压无需紧急处理，因为脑缺血时脑血流自动调节功能丧失，依赖平均动脉压维持脑灌血量，血压升高是机体的代偿性反应。假如降压治疗反而会因降低脑灌血量而使卒中恶化。另外，卒中病人对降压药的反应可能会过度。大部分病人会随着躁动、呕吐和颅内高压的控制而下降。如果血压极度升高，平均动脉压达 130 mmHg，或有其他内科病，如心梗、心衰、高血压脑病等，须控制血压。如需要溶栓治疗者，应严格控制血压。

● 脑卒中高血压患者治疗　有高血压病早期表现者、有家族高血压病或肥胖者应定期去医院检查，常测血压。

一旦发现有高血压病，要给予高度重视，注意合理饮食，不吸烟不饮酒，控制体重，适当运动，并在医生指导下服用降压药。合并高血脂、高血糖的患者还应给予相应的降脂、降糖治疗。

如有卒中发生，则就近送医院，及早进行抢救治疗。

对清晨血压骤升及夜间血压过低导致的脑供血不足，以清晨服用降压药物为佳，力求达到迅速降压的效果。睡前少服或不服降压药物，防止血压进一步降低而发生脑血管意外。

● 常用的降压药　常用的西药降压药有五种：

(1) 利尿降压药：如双氢克尿塞、速尿（呋塞米）、氨苯喋啶、安体舒通（螺内酯）等。

(2) β-受体阻断药：如心得安（普萘洛尔）、氨酰心安、美多心安等。

(3) 血管紧张素转换酶抑制剂：如卡托普利、依那普利、雅施达、洛丁新等。

(4) 钙拮抗药：如心痛定（硝苯地平）、尼群地平、尼莫地平、异搏定（维拉帕米）、络活喜（氨氯地平）等。

（5）血管扩张药：如肼苯达嗪、长压定（米诺地尔）等。

7. 心脏病

许多心脏病，包括心律不齐（例如房颤）、心肌梗死和心脏瓣膜病都能够使心脏不能正常排出血液，导致血流速度减慢，更容易形成血栓，从而增加卒中的危险性。治疗这些心脏病可以降低患卒中的危险性。

心脏病引起的卒中分两类：

一类是心脏瓣膜的炎性赘生物脱落或心脏附壁血栓及栓子脱落随动脉血流进入脑血管发生栓塞。

另一类是由于心功能不全引起的脑血流量灌注不足导致脑血栓形成。

● 造成卒中的心脏病类型

（1）风湿性心脏病：风湿性心脏病是造成脑栓塞的主要原因，占40%～90%，有发病率高及复发率高的特点。该病是由于心脏瓣膜赘生物反复脱落造成的。

（2）心肌梗死：心肌梗死不仅容易导致脑血栓形成，而且容易导致脑栓塞。据国外学者报道：心肌梗死后卒中的发生率约为87%，多发生在心肌梗死后的4～20天。

（3）冠心病：据统计，患冠心病的人发生卒中的概率要比无冠心病者高5倍，也有报道称高3倍。

（4）房颤：房颤易使附壁血栓脱落引起脑栓塞。据统计，房颤患者发生脑栓塞的概率是心律正常者的5倍。

(5) 细菌性心内膜炎及血栓性心内膜炎：细菌性赘生物或非细菌血栓可脱落栓塞脑血管，导致脑卒中。

(6) 心力衰竭：心力衰竭病人心脏有效射血减少，造成脑供血不足，加上有脑动脉硬化、血液黏滞性增高、血脂增高、血管痉挛狭窄等因素，易导致脑血栓形成性脑梗死。

总之，心脏病是常见的卒中的危险因素。

8. 糖尿病

糖尿病是胰岛 B 细胞分泌不足，引起糖、脂肪和蛋白质代谢紊乱，其中以糖代谢紊乱为主。目前我国糖尿病病人高达 3 000万人以上。

糖尿病病人脑动脉硬化发生率较正常人高 5 倍，发生脑动脉硬化的时间早、程度重。糖尿病病人脑血栓发病率比正常人多 21 倍。脑血栓偏瘫病人中有糖尿病的占 10%～30%，约 10%的男性和 14%的女性糖尿病病人日后会患脑血栓，可见糖尿病也是诱发脑血栓的独立危险信号。

正常成人空腹血糖为 3.9～6.0 mmol/L。任意时间血浆葡萄糖超过 11.1 mmol/L (200 mg/dL) 或空腹血糖(FPG)超过 7.0 mmol/L (126 mg/dL)可诊断为糖尿病。

高血糖和低血糖对人体都有损害。糖尿病通过多种途径损害脑血管的管壁，长期慢性高血糖可以损害大血管和微血管，导致弥漫性缺血性损害，局部脑血流下降。脑毛细血管内皮细胞因糖代谢障碍而出现肿胀和坏死。使血黏稠度增高，血脂代谢紊乱，大量的脂肪被分解成甘油三酯和游离脂肪酸，而对血管有保护作用的高密度脂蛋白胆固醇降低，导致高脂血症，加速动脉硬化的进程。

当血糖降低时，患者将随着血糖降低的程度出现乏力、昏厥、意识不清或昏迷等神经功能紊乱的症状，严重者甚至死亡。

糖尿病病人脑细胞代谢紊乱、血管壁损伤、血液高凝状态等都是引起动脉粥样硬化、脑缺血缺氧及脑梗死的原因。糖尿病并发脑血管病，症状较重，且用药反应不好，治疗效果不佳。糖尿病也是脑梗死复发的重要原因。

通过合理饮食、定期锻炼、控制体重和药物治疗对糖尿病进行良好的控制可以减少其引起的心血管并发症。

9. 高血脂

近年来，随着人们生活水平不断提高、饮食结构及生活方式的变化，人群血脂水平总体在逐年升高，因而我国的心脑血管疾病也呈逐年上升趋势。

● 什么叫高脂血症　高脂血症是指人体内的脂肪代谢异常引起血液中血脂升高，或者血脂水平的变化超出了正常范围。

血脂中的脂类成分在血液中与血浆蛋白结合形成脂蛋白复合物，分为四种，即高密度脂蛋白、低密度脂蛋白、极低密度脂蛋白及乳糜微粒。不同成分在导致血管发生病变中的作用不同。低密度脂蛋白和极低密度脂蛋白能穿过内膜屏障，聚集在内膜中。动脉受损时，这些脂蛋白趁机进入动脉壁深处，进入平滑肌细胞内，导致平滑肌细胞死亡，形成硬化斑，因此它们被认为是致动脉硬化脂蛋白。而高密度脂蛋白能消除动脉内膜血管壁内的低密度脂蛋白和极低密度脂蛋白，变成可溶性物质，通过血液运至肝脏代谢分解。

常见的高血脂变化表现为一项或多项指标异常。

（1）血清总胆固醇水平升高。

（2）血清甘油三酯水平升高。

（3）血清高密度脂蛋白胆固醇水平异常减低。

最新研究表明，即使总胆固醇水平不高，高甘油三酯也是卒中新的独立危险因素。当体内的血脂多于机体所需的时候，就会积聚在血管壁上，引起血管渐渐硬化和变窄。日积月累，淤积在血管壁上的血脂会阻塞血管，使流到脑部及其他重要器官的血液慢慢减少，导致卒中的发生。

10. 肥　胖

从食物中摄取的热量超过活动热量，那么，体重就会增加而导致肥胖。

资料表明，肥胖者发生脑血管病的机会比一般人高出40%，突然死亡率是一般人的1.86倍。

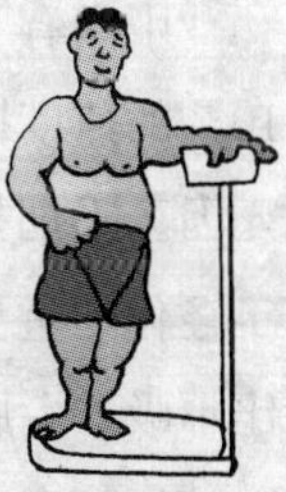

肥胖者多伴有内分泌紊乱，血中胆固醇、甘油三酯含量增高，高密度脂蛋白降低，容易发生动脉硬化。肥胖使心脏和血管的负担加重，与高血压的关系非常密切。肥胖者也容易患心脏病和糖尿病，后两者都会使患卒中的危险性增加。

成年人体重指数超过24或男性腹围超过85 cm，女性腹围超过80 cm，就属于肥胖。

体重指数＝体重(kg)/身高^2(m)，正常值在20～24。

肥胖不可轻视，预防脑血管病应从饮食和运动的平衡开始，减少进食量及摄入高脂肪食物，增加活动量，减少肥胖的发生。重要的是改变饮食习惯：少吃富含脂肪和胆固醇的食物，多吃蔬菜、水果和谷物。但注意即使不摄取脂肪，身体还是会积存脂肪，如摄取糖分(米饭、面包、蛋糕等)太多时，多余的糖分也会转换成脂肪。

避免一边看书或电视一边进食。

少吃零食，进餐时最好和别人分开吃。

腹部肥胖的危险性要比全身性均匀肥胖的危险性大，腹部肥胖可以引起脑卒中、心肌梗死或糖尿病。

解决肥胖还需要控制饮食和适度运动相结合。可以在闲暇时间进行锻炼，如慢跑、快走等都是简单易行而且非常有效的锻炼方法。

11. 吸　烟

中国有3亿烟民，2亿为青少年，青年妇女吸烟率正以每年10%的速度增长，吸烟将是21世纪中国人的首位死因。吸烟是诱发偏瘫的重要危险因素，也是偏瘫年轻化的重要原因。研究表明，30～40岁吸烟者比不吸烟者脑血管疾病的发病率高5倍，50～60岁者高3倍，因脑血管疾病而死亡者比不吸烟者高2～6倍。

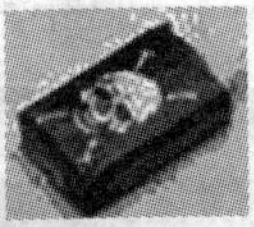

患卒中危险性与吸烟量及持续时间相关，戒烟2年后患卒中的危险性才会降低，而戒烟5年后的卒中发生率与不吸烟人

群无显著差别。

脑血管病人吸烟容易引起以下危害：

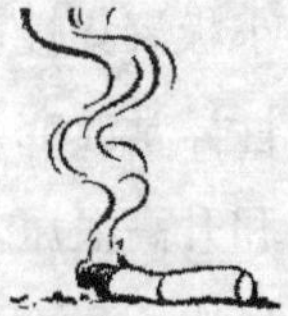

(1) 尼古丁造成血管壁损害，这是动脉硬化、血栓形成的病理基础。

(2) 吸烟可使神经末梢及肾上腺释放肾上腺素及去甲肾上腺素，促进血小板聚集、黏附性增强和使小动脉收缩、血流阻力增加而阻断血流。

(3) 吸烟使动脉内皮间隙加大，有利于大量脂蛋白和胆固醇进入动脉内膜下层，沉积并形成粥样斑块。

(4) 红细胞变形能力降低，聚集性增加，可造成缺氧、代谢性酸性产物增加、红细胞黏度增高、全血黏度增加，使血流缓慢。碳氧血红蛋白高达10％～15％，使红细胞运送氧的能力下降。

(5) 吸烟可导致血管收缩、血压升高。

(6) 吸烟可导致心肌损害，并进一步损害脑血管。

早戒烟是预防脑血栓形成的重要措施之一，切勿等到发生脑血栓后再戒烟。

12. 酗　酒

饮酒对脑血管疾病的影响，与饮酒量有关。研究发现，少量饮酒(每天100 mL以下)，可使血清高密度脂蛋白增高，皮肤血管扩张，导致平均收缩压和舒张压均降低；增加冠状动脉血流量，改善脑循环血量；对降低和预防脑血管病有重要意义。

中量饮酒可使脂质代谢异常，脑功能损害，TIA及缺血性脑血管病发病率增加。

大量饮酒是卒中的危险因素，可使血清胆固醇、甘油三酯、低密度脂蛋白增高，脑血流量降低，纤溶能力下降，并能增加血小板聚集性，激活凝血过程，使血脂浓度增高，血管张力和通透性异常改变。酒还能增加心肌收缩力，加快心率，促使血流加快和升高血压，刺激脑血管平滑肌，使血管痉挛，从而促发脑血栓形成。酗酒者脑血管疾病的发病率是普通人的 4～5 倍。酗酒对促发脑血管疾病来说与高血压、吸烟和糖尿病有同等危险。

研究表明，饮适量葡萄酒的人患卒中的风险比喝啤酒或烈酒的人低。因此劝人饮酒要有节制，比劝人戒酒更切合实际。

健康的年轻人和老年人一样，大量饮酒都能够增加患卒中的危险。最好能够戒酒，如果一定要喝的话，建议每天只喝 1 次，白酒不要超过 1.5 两，葡萄酒不要超过 4 两，啤酒不要超过 1 瓶。

13. 口服避孕药

脑血管病的发病率与口服避孕药中的雌激素含量成正比。

口服避孕药与脑血管病的关系密切的原因：

（1）避孕药可能引起高血压。

（2）避孕药中的雌激素，可使凝血因子Ⅷ、Ⅳ、Ⅹ，血小板及纤维蛋白增高，全血黏度增加，血流缓慢，从而促发脑梗死。

（3）避孕药中的甾体类激素，可以影响脂肪和糖代谢，引起甘油三酯、胆固醇增高。这些均可促使脑动脉硬化和脑梗死发生。

患有高血压、糖尿病、偏头痛、高脂血症的妇女，由于她们的血液黏度本来就比一般人高，为了安全起见，最好不要服用避孕药，而改用其他避孕方法。

14. 药　物

能诱发缺血性脑血管病的常见药物有：

(1) 降压药：作用较强的降压药或使用剂量过大，会使血压骤然下降，进而影响大脑血液供应，使脑部血流缓慢，促使脑血栓形成。睡前应避免服用大剂量降压药物。人在入睡后机体大部分处于休息状态，新陈代谢减慢，血压也相对降低，若再服用大量降压药物，会使血压更低，心、脑、肾等重要器官供血减少，血流缓慢，血黏度增加，淤积在脑血管形成血栓，而发生脑血管病。

(2) 镇静药：一些作用较强的镇静药，如氯丙嗪、水合氯醛、硫酸镁等，也可使血压在短期内急剧下降，使脑组织缺血缺氧，从而导致脑血栓形成。

(3) 止血药：一般中老年人易发生血管硬化，血脂偏高，血黏滞性增加。若使用大剂量止血药，如安络血、止血芳酸等，可增加血液的凝固性，使血流缓慢，促使脑血栓形成。

(4) 利尿药：中老年人应用利尿药时，如速尿(呋塞米)、双氢克尿噻等，由于大量排尿，失水过多，血液浓缩，黏滞性增加，易形成脑血栓；同样，发热时过量使用阿司匹林、复方氨基比林等发汗退热剂，或过量使用中药麻黄、桂枝等解表发汗剂时，均可致大量出汗，甚至失水过多而发生脑血管病。

(5) 抗心律失常药：服用剂量过大或静滴速度过快，可使血压下降、传导阻滞、心动过缓，促使脑血栓形成。

老年人应慎重使用上述药物。一般应从小剂量开始，逐渐增加剂量，防止出现血压骤降，强烈镇静，大量利尿，发汗过度。同时避免过量使用止血药，预防药物引起脑血管病。

15. 生活方式

人体内的脂肪含量有随年龄增加而增加的趋势，经常性的体育锻炼可以将这种脂肪增加的趋势降低到最低水平。研究证明，体育锻炼和动脉粥样硬化之间呈负相关，适量的运动可以降低动脉粥样硬化水平。

经常运动还可以增强心肌力量，改善血管状态，降低高血压和胆固醇水平。对于控制体重和减少精神紧张也有很大的帮助。

有资料表明，40 岁以后的男性积极进行体育锻炼比不锻炼的同龄人患卒中的危险低 30％。

肺功能差的男性比肺功能好的男性患缺血性卒中的危险高 30％。对有患卒中危险的中老年人来说，经常进行体育锻炼显得非常必要。

一般人每周应该进行 3～4 次的有氧运动，例如慢跑、游泳和球类运动等，每次至少 20～30 分钟，以维持适当的运动量。

16. 气候变化

资料表明脑血栓在 12 月份发病率最高，脑出血在气温骤然降低、气压及相对湿度上升时发病较多。

卒中与气候变化有关，秋冬季比夏季好发。因为冬天天气寒冷，体内血管收缩痉挛、血压上升，血液缓慢流动，使血液中的脂质、血小板更易黏附在血管壁，加重动脉硬化和细小血栓形成，从而易诱发卒中。而夏季天气炎热，血管扩张、血压下降，但是夏季若发生中暑，出汗增多也会诱发卒中。

17. 时　间

脑梗死发病与时间关系密切，早晨 6 点至 8 点最多，占 20%左右；凌晨至上午（4 点至 12 点）发病例数明显多于下午（12 点至 20 点）和夜间（20 点至次日 4 点）。这表明脑梗死的发病时间具有明显的昼夜节律性。因为夜间脑血流缓慢，易出现供血障碍，而且血小板聚集性在上午最强。

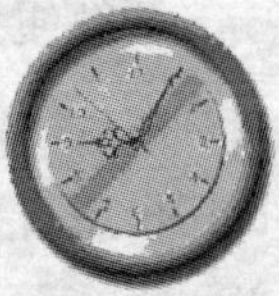

18. 情绪激动

由于精神紧张能够使血压升高，所以也间接增加了患卒中的危险性。过度的喜怒哀乐可使交感神经功能亢进、去甲肾上腺素分泌增多、血管收缩、心跳加快、血压骤升，原有高血压者可发生脑出血致死。故高血压病人应保持情绪稳定，性格开朗，遇事乐观大度，切忌过度激动。

对精神紧张的处理措施包括放松、生物反馈、运动和心理辅导，这些对高血压的治疗也有一定的帮助，因此也能够降低患卒中的危险性。生气、激动、狂喜、焦虑、悲伤、恐惧、忧郁、惊吓、吵架、兴奋都可成为卒中发生的诱因。因此为预防卒中，老年人要学会控制自己的情绪。

与性情温和的人比较，容易激动的人患卒中的风险要高出一倍。脾气暴躁的人容易因卒中突然死亡。因此要控制情绪，情绪波动时做深呼吸和数数，以缓解情绪。

19. 用力排便

老年人因活动减少，肠蠕动减弱，发生习惯性便秘比较常见。用力排便可以使血压上升，容易引起脑出血。

缓解便秘应从调整生活方式入手。适当运动，多饮水及进食富含纤维素的蔬菜水果，少食刺激性食物，每日还可用自我按摩的方法缓解便秘。腹部按摩方法为：自右下腹开始向右上、左上及左下腹的方向按压，把结肠内潴留的宿便挤向乙状结肠及直肠，有利于引起结肠的排便反射，必要时可借助开塞露等润滑剂帮助宿便排出，或同时口服适量通便药。

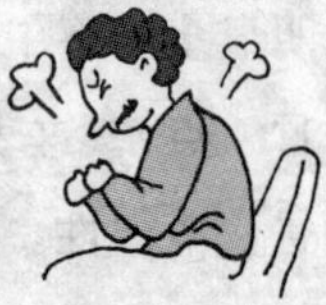

用力排便

20. 过度疲劳

工作、生活、学习等过分繁忙劳累，用力过猛，如搬动重物以及体育锻炼过量等都会引起血压升高，成为卒中发生的诱因。

21. 饮食习惯改变

(1) 高盐饮食：摄入高盐易诱发高血压，从而增加发生卒中的危险。近10年来有人提出钙与钾对高血压和卒中有预防作用，单纯高钠盐并不一定导致高血压，只有在低钙因素下才会增加高血压、脑卒中发生的危险。如平时饮食中注意补充钙、钾，则可以降低高血压的发生，减少发生卒中的危险性。每日饮一袋牛奶，内含约250毫克钙，可以有效改善我国居民膳食中钙的摄入量偏低的现状。每日食用500克蔬菜和水果，可以有效补充钾的摄入量。

(2) 饮食过饱：腹部饱胀可影响心肺功能，还可造成大量血液集中到肠胃，使心、脑等器官供血相对减少，容易诱发卒中。

(3) 脂肪摄入过多：脂肪特别是饱和脂肪酸和胆固醇能够促进动脉粥样硬化的发生发展，而胆固醇与卒中的关系非常密切。限制饮食中的脂肪和胆固醇的措施有：减少烹调油的用量，少吃肥肉，食用低脂或无脂食品，少吃油炸的食品，限制鸡蛋用量(每周不超过3个)等。

(4) 进食过分油腻的食物：油腻的食物能使血液中的脂质迅速增多，血液循环加快，血压突然上升，进而导致卒中的发生。

22. 饮浓茶

茶叶中的茶多酚有收敛、凝固细菌蛋白质的作用，故有杀菌消炎之效；同时还能促进维生素C的吸收，增强血管的柔韧性、弹性和微血管壁的渗透能力，故可防治高血压、冠心病和动脉硬化。从茶叶中提取出的茶色素，对防治老年人动脉硬化相当有效，口服有效率达50%以上；茶叶中的茶素还能刺激神经，扩张血管，加快血液循环，增强肌肉的收缩力；茶叶中的茶碱可以帮助溶解脂肪，有解腻减肥之效。所以饮茶对摄入肉食较多、运动较少的中老年人来说是非常有益的。

但饮浓茶可使血压升高，茶叶中含有咖啡碱活性物质，有些人饮茶后头晕头痛，也许是血压升高的缘故。因此对于饮茶量大且爱饮浓茶的人群，饮浓茶与吸烟、饮酒、饮咖啡一样，是引起血压升高不可忽略的因素。

因此在饮茶时要注意：① 不要在饭后立刻饮茶；② 饮茶宜淡，不宜浓；特别是便秘和消化道溃疡患者，不要饮浓茶；③ 不要喝隔夜茶；④ 不要用茶水送服药物；⑤ 不要用高温沸水泡茶。

在各类茶叶中绿茶含咖啡碱量少，含茶多酚较多，后者有消除咖啡碱的作用。

23. 突然体位变化

老年人起床时突然坐起或其他导致体位快速变化的动作，均易造成血压突然增高，引起脑血管疾病的发生。

24. 无症状颈动脉狭窄

颈动脉是位于颈部两侧向大脑供应血液的动脉，该处是动脉粥样硬化的好发部位，如果出现动脉粥样硬化斑块沉积，有可能导致动脉变窄，使大脑的供血减少。病人可能不会出现任何先兆症状，但随着狭窄程度的增加，血液供应量下降到一定程度，或者斑块脱落形成栓子后，就会导致缺血性卒中的发生。通过服用抗凝药物如阿司匹林、噻氯匹定或华法林等，可以防止在斑块的基础上形成血栓。如果狭窄程度过于严重，也可以通过手术来治疗。

第三篇 脑血管病的治疗

1. 脑梗死的治疗

● 脑梗死要早期治疗 动脉一旦闭塞，其供血区中心部分缺血严重，梗死将在60分钟内形成不可逆的坏死，而梗死灶周边的脑组织经过抢救还有恢复的可能，因此强调超早期的治疗原则。超早期是指在3小时内，原则上不超过6小时。越早治疗越好，越早越安全，越早脑损伤停止得越早，脑供血恢复越早，脑功能恢复的机会越大，后遗症越轻。脑梗死急性期治疗的时间是有限的，目前多数药物（如脑保护剂、钙拮抗剂等）在6～12小时应用才能奏效，而溶栓治疗强调在3～6小时内应用才安全、有效。脑细胞的死亡是不能逆转的，所以溶栓治疗越早越好，血栓一旦形成，很快发生机化，再想将血栓溶掉是很困难的。

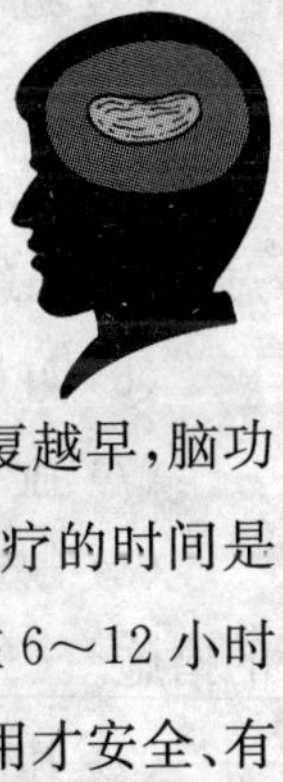

● 溶栓治疗的适应证与条件

(1) 年龄18～80岁。

(2) 临床表现为颈动脉系统卒中。

(3) 头颅CT：除外脑出血，无大块脑梗死的低密度改变，无昏睡、昏迷等严重意识障碍。但对基底动脉血栓形成者，由于预后极差，昏迷亦不禁忌。

(4) 有严重肢体瘫痪(肌力 0～3 级)。

(5) 发病后 6 小时内。若为进展性卒中可延长至 12 小时。

(6) 患者或家属签字同意。

● 不适宜溶栓治疗的体征与条件

(1) 溶栓治疗之前临床表现已出现明显改善。

(2) 轻微神经系统缺损,如轻微感觉障碍、肢体轻瘫、说话不清。

(3) 有脑出血或蛛网膜下隙出血病史。

(4) 近 6 个月有脑梗死病史,但无明显肢体瘫痪的脑梗死不受影响。

(5) 未控制的高血压,收缩压超过 200 mmHg,或舒张压超过 100 mmHg。

(6) 妊娠,严重心、肺、肝、肾功能不全,恶性肿瘤。

(7) 血小板计数低于 100×10^9/L。

(8) 缺乏急救条件(心、电、血压监护等)和处理出血并发症的措施。

(9) 其他一般溶栓治疗禁忌证,如活动性出血,使用肝素、双香豆素等抗凝药,近 6 个月有外科手术、分娩、器官活检及严重创伤等;近 3 个月内患过急性心肌梗死、感染性心内膜炎;近半年内有消化道溃疡或胃肠道、泌尿系统出血、颅内动脉瘤、动静脉畸形、颅内肿瘤、糖尿病性出血性视网膜炎、已知出血倾向及出血性疾病。

● 溶栓治疗并发症　主要是脑出血、再灌注损伤和血管再闭塞

继发性脑出血：继发性脑出血是急性缺血性卒中溶栓治疗

最常见的并发症，也是医生最棘手的问题。病人在溶栓治疗中突然出现意识障碍、血压升高、头痛、呕吐、肢体瘫痪加重，应考虑继发性脑出血的可能，应随时复查 CT。

血管再闭塞：病人在溶栓治疗后 24 小时内症状复发，排除了脑出血后，可以考虑血管再闭塞的可能。

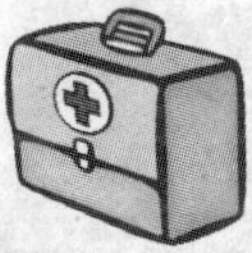

● 抗凝治疗　通常大多数脑缺血患者不仅有心、脑血管病变，同时也有凝血系统中某些凝血因子的活化，再加上创伤、手术、避孕药的使用、妊娠、分娩、癌症等，这些均易引起高凝血状态。抗凝治疗的目的正是干预凝血过程，减少血管腔内血栓和栓塞的形成，防止血管堵塞及由此引起的脑缺血性损害。

● 抗凝治疗的适应证

(1) 短暂性脑缺血发作，频繁发作使用阿司匹林无效者。

(2) 椎-基底动脉系或颈内动脉系的进展性卒中。

(3) 心源性脑栓塞，心房、心室、心瓣膜等疾病均可引起脑栓塞。来源于心房和心室壁的栓子一般较大，易引起大面积脑梗死，应尽早进行抗凝治疗，以减少再次发生脑栓塞的危险。

(4) 溶栓治疗后短期应用抗凝治疗可防止再闭塞。

(5) 高凝状态。

● 常用抗凝剂　普通肝素、低分子肝素（商品名为速避林、法安明和立迈清等）、口服抗凝药（华法令）。

● 抗血小板药物　概括地说，凡能抑制血小板聚集、黏附、生成与释放以及可以延长血小板存活时间的药物，均属于抗血小板药物。

抗血小板治疗，可以降低血小板聚集和血液黏度。主要用于二级预防，只要没有血小板功能低下，都可以用抗血小板治疗。

常用抗血小板药物有阿司匹林（多数认为国人以小剂量为宜）、潘生丁（双嘧达莫）、抵克力得（噻氯匹啶）等。

2. 脑出血的治疗

● 脑出血的治疗原则　根据血肿部位和血肿量，血肿是否破入脑室以及脑组织受压的严重程度，并结合每个病人的意识状况和对病情变化的观察，以及身体一般状况来决定采用相应的治疗措施。

一般的原则：

（1）内科保守治疗：脑出血范围小，如在大脑半球深部、脑干、小脑、丘脑、脑叶少于30毫升的出血可行内科保守治疗，同时控制血压，降低颅内压。

（2）外科手术治疗：大脑半球深部或脑叶出血在30毫升以上、小脑半球出血超过15毫升或脑积水者，可手术治疗。

（3）康复治疗：当血肿大部分吸收后，肢体瘫痪者应进行早期康复治疗。

（4）护理：护理对有偏瘫或昏迷的病人来说很重要，包括定时翻身、拍背、吸痰，预防呼吸道感染及皮肤压疮。加强营养，保持病人适当的水电解质平衡及足够的营养支持，以利于病人的早日康复。

● 内科治疗　急性期内科治疗原则是控制继续出血、降低颅内压、去除病因和防治并发症。常用的药物和治疗措施包括：

（1）止血药：如6-氨基己酸等，但因为有引起静脉血栓形成的危险，因此不能单独使用，必须与钙拮抗剂合用。

（2）钙离子拮抗剂：尼莫同、西比灵或尼莫地平等，用于减少脑血管痉挛的并发症。

（3）保持呼吸道通畅：通过测定血氧饱和度、氧分压，发现有缺氧证据时，可以通过吸氧和机械通气纠正。

（4）脱水、降颅内压治疗：急性期出血量大可致脑水肿，导致脑血流灌注减少，脑细胞缺氧，继续恶化可形成脑疝。一旦出现脑疝，病人就会很快死亡。必须积极治疗，降低颅内压，此时可选用甘露醇、速尿（呋塞米）、白蛋白等。一般需用药1周左右，病情严重者可适当延长，同时，给患者头部降温，并注意水、电解质平衡和肾功能情况。

（5）稳定血压：血压升高是脑出血时，机体为了维持脑血流有效灌注而产生的自动调节机制，过度降压会减少脑血流有效灌注，加重脑水肿。因此，应先脱水，降低颅内压，随着颅内压的降低，血压也会随着下降。当收缩压高于200 mmHg，舒张压高于120 mmHg或波动过大必须适当降压，但降压不宜过快、过低。

（6）腰椎穿刺放脑脊液：一方面可降低颅内压，另一方面也减轻脑膜刺激征，减轻头痛。但要慎行。

● 防止脑出血急性期再出血　高血压性脑出血后再出血的机会远不如蛛网膜下隙出血多见。预防再出血一定要嘱咐病人经常测量血压，避免精神紧张、情绪激动。

3. 脑血管病的院前急救及护理

脑血管病发病急骤，死亡率高，因此脑血管病的院前急救也显得至关重要。急救时先检查病人体征情况，如呼吸和心跳已经停止，要马上进行心、肺复苏术。

病人若意识清楚，可让病人仰卧，头部略向后，以使气道开放，头下不需垫枕头。

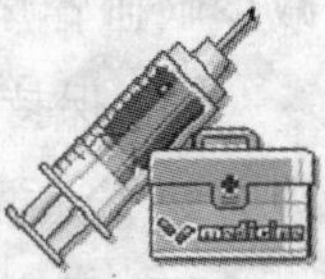

对于失去意识的病人，应注意保持气道通畅，不要垫枕头。

寒冷会引起血管收缩，要提醒病人注意保暖。维持室温，并注意室内空气流通。盖被应厚薄适宜。

有大小便失禁者，应脱去病人裤子，垫上卫生纸。

呕吐时，应该将病人的脸朝向一侧，使其吐出呕吐物，防止窒息或误吸。若病人不能自行清除呕吐物，抢救者应用干净的手帕缠在手指上伸进病人口腔内清除呕吐物，防止堵塞气道。装有假牙者，要取出假牙。

未得到许可，不要让病人进食或饮水。

如果病人发生抽搐，应该迅速清除病人周围可能引起危险的东西，同时用手帕包着筷子放入病人口中，以防咬伤舌头。没有筷子时也可用手帕卷垫在上下牙之间。

4. 入院后的进一步救治

(1) 呼吸障碍和低氧血症的病人，要给予吸氧治疗，如果仍不能缓解者，必要时行气管插管或气管切开，并实施呼吸机辅助呼吸。通过脉搏血氧定量法或动脉血气监测了解血氧饱和度，维持血氧饱和度大于90%。

(2) 维持静脉补液及电解质的平衡：常规给予静脉补液，保持足够的脑血流，防止脱水，监测血压、血糖、血电解质及酸碱平衡、血细胞比积，维持正常的血浆渗透压。减少或慎用含糖液体。

(3) 控制血糖：高血糖可加重脑缺血的损害，促发脑水肿、加大梗死灶范围，并降低脑血流量。因此，急性脑梗死患者出现高血糖应积极处理，空腹血糖高于9.0 mmol/L时，应使用胰岛素或口服降糖药控制。

(4) 降温：卒中后发热会影响预后。应用物理降温(如酒精拭浴、温水擦浴、大血管处放冰袋等)和使用解热镇痛药(布洛芬等)等方法降温，必要时应用抗生素。出现下列情况要使用抗生素：一是出现感染的证据，如肺感染和尿路感染；二是明显的意识障碍。尽量将患者体温降到37.5℃以下。

(5) 营养支持：昏迷或由于其他原因不能进食者，或吞咽困难者，避免经口喂食，以防止吸入性肺炎，必要时经鼻导管或胃管喂养。

5. 卒中病人的家庭急救

脑卒中发病者多为中老年人，以在家发病居多。尤其脑出血病人，起病急、进展快，家属是否能及时正确地处理，直接影响到病人预后。有的脑梗死病人意识清醒、无头痛症状，常被误以为病情不重，造成治疗最佳时机被延误，影响治疗效果。

● 常见的错误处理方法

(1) 惊慌失措：遇到紧急情况，茫然不知所措，只顾惊慌哭泣。或者推摇、拍打病人身体等。

(2) 自行救治：只是把病人搬到床上，让其服用家庭常备药物或以往服用的药物。容易造成误吸，或错误用药，使病情加重。

(3) 错误搬运：有的家属为争分夺秒，抱起病人或扛起病人就往医院跑，搬运途中，有发生再出血和脑疝等危险；也有的家属只顾到有名气的医院而舍近求远，延误抢救时间。

● 家庭急救措施

(1) 保持镇静，切勿慌乱，对清醒病人要注意安慰，减轻病人的心理压力。及时打电话给急救中心，迅速联系医师或救护车，并尽快就医。

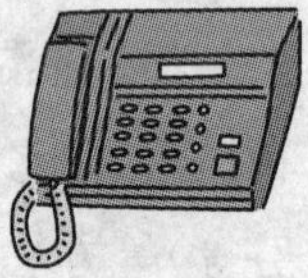

(2) 脑出血病人的抢救，尽量避免长途运送。一方面会耽误治疗，另一方面运送途中的震动，会加重脑出血。应立即送病人到距离较近、有一定抢救设备条件的医院治疗，以降低死亡率和病残率。

(3) 掌握正确搬运病人方法，应2～3人同时搬运，一人托住病人的头部和肩部，使头部不要受到震动或过分扭曲，另一人托住病人的背部和臀部。如果还有一人，可托起病人腰部及双腿，三人一起用力，平抬病人移至硬木板床或担架上，避免把病人扶直坐起，或抱、拖、背、扛病人。略抬高病人头部，避免大的震动。

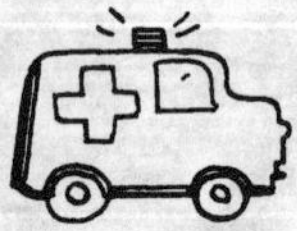

(4) 保持呼吸道通畅：解开病人衣领、裤带，有假牙者取下假牙；对于昏迷病人，保持其头部偏向一侧，头肩部稍垫高，以利

于病人口腔内容物自动流出，并防止舌后坠堵塞呼吸道引起窒息。病人若呕吐，要及时清除其口腔及喉部的分泌物、呕吐物；病人出现抽搐时，可用筷子缠上软布，塞入上、下齿之间，防止舌头被咬伤。

（5）到达医院前可给予必要的治疗，如静脉注射20％甘露醇或50％葡萄糖溶液降低颅内压，以及用氧气袋供氧。

（6）病人昏迷时可发生尿失禁，应准备衣裤及相关器具。

第四篇 脑血管病病人的康复

康复指在人体机能发生障碍的情况下，为了使功能尽可能恢复到最高水平所采用医学的、社会的、教育的、职业的手段对障碍者进行反复训练。

急性脑血管病发病率高，死亡率高，致残率也非常高。这给病人带来了极大的痛苦，也给家庭造成了沉重的负担。所以在重视临床治疗，减少死亡率的同时，还必须强调脑血管病的预防和恢复期的康复，以减少其复发，最大限度地减少其致残率。

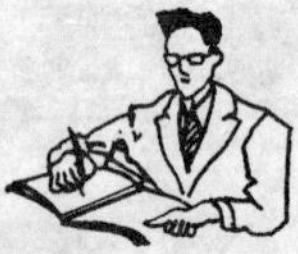

脑血管病病人的康复治疗应贯穿疾病的全过程，从发病开始即与临床治疗相结合，直至出院后。病人在病情稳定后，应该从神经科病房转入专门的康复病房或康复医院，在康复专家的指导下和专门的康复工作人员的帮助下接受康复治疗。使病人达到生活自理，或从事一些力所能及的家务劳动或简单工作，减少家庭和社会的负担，增强病人战胜疾病的信心。

1. 康复训练的意义

许多研究显示：卒中康复医疗使病人身体功能改善，不能归因于自然恢复。而功能改善程度与康复医疗的开始时间有关，与治疗的时间长短无关。卒中康复病人的出院率显著增高，卒中后并发症发生率显著降低，生活质量也明显提高。

康复锻炼作用包括：

(1) 恢复运动机能：偏瘫病人通过锻炼，可以增加肌肉的运动和活跃全身各系统的生理功能。锻炼和加强大脑皮层的活动能力，依靠未受损害的神经通路，发展其代偿功能，恢复肢体的运动机能。

(2) 预防和治疗萎缩、畸形：病人通过主动或被动活动，可以促进血液循环，改善神经营养状态，防止肌肉萎缩，降低肌肉兴奋性，减轻或防止关节畸形及肌肉痉挛。对已出现肌肉萎缩和关节畸形者，功能锻炼是不可缺少的康复办法。

(3) 减轻瘫痪肢体疼痛：瘫痪肢体的局部血液循环发生障碍，易出现疼痛。一旦出现疼痛，病人就不敢活动，在病初就进行瘫痪肢体的功能锻炼，能减少疼痛的发生。即使发生了疼痛，适当地运动肢体，也能促使疼痛减轻或消除。

(4) 精神治疗作用：功能锻炼能够改变病人的悲观情绪，转移对疾病的注意力，提高治疗疾病的信心，维持中枢神经系统的适当兴奋性，促进肢体功能恢复。

2. 尽早开始康复训练

许多人认为，脑卒中病人住进医院，吃药输液后就可以放心了，往往忽视了脑卒中的康复应该从疾病发生时就开始，与药物治疗同步。实验表明，治疗的同时进行康复训练的脑卒中病人中95%患病6个月以后功能得以恢复，80%在发病后6周内恢复生活自理能力。另有资料显示，卒中病人如在1个

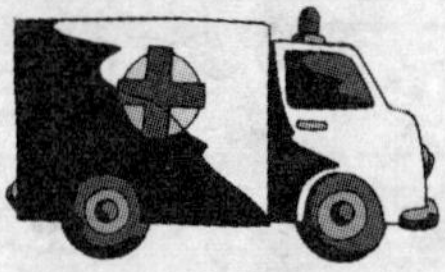

月内开始康复训练，功能达到生活自理者平均只需 86 天，而 1 个月后才开始康复训练者，则需要 100 天以上，有时效果还不理想。

因此，卒中病人应尽早进行康复运动锻炼，只要病情稳定（一般在发病后 3～5 天），就应该开始康复锻炼活动。起初可由他人帮助病人对偏瘫肢体各关节进行被动活动，并按摩肌群，让病人练习翻身及起坐等动作，然后逐步过渡到练习站立、扶物步行、用手抓握物品等活动，让病人慢慢学会洗脸、刷牙、穿衣、进食、上厕所等日常活动。

病人在卒中后的最初几星期内恢复最迅速，但是康复治疗却需要持续几个月甚至几年的时间，直到康复治疗不能进一步使病情得到明显改善时，可以停止进行。但在停止以前，必须先接受医生的全面检查。

康复治疗的停止并不意味着病人的病情不能进一步恢复，只是可能需要更长的时间。

3. 康复训练的适应证

（1）神志清楚，没有严重精神、行为异常。

（2）生命体征平稳，没有严重并发症。

（3）发病 1～2 周内，受累肢体的症状不再继续发展。

4. 康复训练的禁忌证

（1）病情严重：深度昏迷、颅内压过高、严重精神障碍、血压过高等。

(2) 伴有严重并发症：严重感染、糖尿病酸中毒、急性心肌梗死等。

(3) 严重系统性并发症：心绞痛、房颤、急性肾衰、严重精神病和风湿病等。

5. 康复训练的目标

康复训练人员包括基本治疗医生和神经内科、神经外科医生等；实施治疗和对患者及家属进行指导的专业护士；物理治疗、职业治疗和语言治疗专家；病人及家属等。另外还需要社会的参与和关心。

康复治疗的目的是最大限度地帮助病人恢复失去的肢体功能，最终目标是使病人尽可能地恢复独立正常的生活。

康复目标的设立既要考虑到病人的主观要求，又要兼顾康复所能达到效果的客观可能性。

康复重点是发挥病人自理能力，重归家庭和社会，因此康复训练时要防止过度帮助病人，尽量让病人自己进食、穿衣、刷牙、洗脸，参与家庭的日常生活与社会活动。

经过康复训练，大部分病人肢体、语言等方面的功能都会有很好的改善，如手功能和异常步态等的改善，同时可减少肩手综合征等多种并发症的发生。但即使经过康复训练，病人有些功能也很难恢复到正常状态，此时可考虑为其装配自助工具、矫形器等，代替他们躯体失去的部分功能，提高病人的生活质量。

6. 康复治疗的原则

(1) 早期：缺血性脑卒中病人，只要神志清楚、生命体征平稳，病情不再进展后48小时即可进行；高血压、实质性脑出血一般在10～14天后进行。

(2) 全面：不仅要对病人瘫痪的肢体进行康复锻炼，同时也应对其他肢体进行全面锻炼，各关节和肌肉都要进行。

(3) 适量：康复治疗时避免过度疲劳，要适当休息；避免过速、用力过大和时间过长的训练，不要急于求成。应根据病人的体力情况随时调整，年老体弱病人更应注意。

(4) 个体化：应针对每个病人的不同情况制定出合理的康复方案。

(5) 综合治疗：科学的康复锻炼配合按摩、理疗等方法，可以提高康复效果。

(6) 循序渐进：卒中后瘫痪病人功能锻炼的目的是抑制异常的病理运动模式(如划圈步态)，建立及发展正常运动模式；抑制肌痉挛，促进精细、技巧性活动；尽早进行瘫痪肢体的被动运动及按摩，防止关节挛缩及足下垂外翻。卒中病人发病后2年内都属于恢复期，在此期间均应坚持肢体运动功能、言语功能、生活技巧的训练，以提高日常生活活动能力。

(7) 持之以恒：按规定的时间进行，不要随意中断。时断时续地锻炼，不能使被锻炼的部位感受到一定的重复刺激，也不能产生适应性反应。

(8) 保证安全：训练中要预防扭伤筋骨、撕伤肌肉和韧带等事故，在开始锻炼时，应先做好充分的准备活动。开始进行新康复锻炼动作时，家属应在旁边保护，以保证安全。

(9) 重视病人心理治疗，调动病人的主观能动性。

7. 康复治疗的内容

康复治疗的内容应根据具体需要设定。首先需要对急性治疗后的恢复情况进行全面的评估，如果病情较轻或者能在短期内完全恢复，可以不进行康复治疗。

康复内容包括：

(1) 预防、早发现、及时处理并发症。

(2) 帮助病人恢复由卒中引起的各种残疾，例如帮助病人恢复重新走路、讲话或使用上肢的能力。

(3) 在缓慢恢复的过程中，病人应该学会适应残疾后的新的生活方式，例如在右侧肢体瘫痪时学习用左手写字。

(4) 最大限度地训练生活自理能力，包括训练个人生活(如大小便、穿衣服等)、家庭生活(如做饭)、社区生活(如购物)以及进行业余爱好等活动的能力。

(5) 提高病人的生活质量，提高病人对家庭和社会的适应性，鼓励病人重返社区。

(6) 预防脑卒中的复发以及与复发相关的疾病，预防继发性残疾。

(7) 对于不能改善的机体功能，患者要学会使用辅助工具。

8. 影响预后和康复的不利因素

(1) 发病至开始康复训练的时间间隔较长。

(2) 病灶较大。

(3) 以前发生过脑血管意外。

(4) 年龄较大。

(5) 严重的持续性、迟缓性偏瘫。

(6) 严重的感觉障碍或失认症。

(7) 二便失禁。

(8) 完全性失语。

(9) 严重认知障碍或痴呆。

(10) 抑郁症状明显。

(11) 以往有过全身性疾病,尤其是心脏病。

(12) 缺乏家庭支持。

9. 影响预后和康复的有利因素

(1) 发病至开始康复训练的时间间隔较短。

(2) 病灶较小。

(3) 年轻。

(4) 轻偏瘫或纯运动性偏瘫。

(5) 无感觉障碍或失认症。

(6) 反射迅速恢复。

(7) 随意运动有所恢复。

(8) 能控制小便。

(9) 无言语困难。

(10) 认知功能完好或损害甚少。

(11) 无抑郁症状。

(12) 无明显复发性疾病。

(13) 家庭支持。

10. 康复训练的错误认识

(1) 让病人长期静养,不让病人参与一些生活自理的活动。这样不仅影响偏瘫肢体运动功能的恢复,而且容易导致肌肉和神经的继发改变,如肌肉萎缩、关节挛缩等,或导致"废用综合征"。

(2) 训练方法不科学。一味强调积极训练,缺乏康复专业人员的指导,导致"误用综合征"。

(3) 态度悲观。认为脑卒中病人发病半年以后进行康复训练就没有意义了,再锻炼肢体功能也不会更多地恢复。但是,很多病人在发病1年后才开始康复锻炼,肢体功能仍有改善。如果不坚持锻炼,已经恢复的功能也会退步。

11. 家属在脑血管病病人康复中的重要作用

脑卒中发病急骤,需要家属立即送医院进行救治。如果患者存在意识障碍或语言障碍,还需要家属提供病史及其他相关信息。

病情稳定后,患者出院回家继续进行康复训练。就要求家属了解康复训练方法,并帮助患者坚持不懈地进行康复训练。

脑血管病病人往往伴有精神、智力、心理或行为异常表现，如有怕死、怕终生残废等心理障碍，对康复缺乏信心，训练中毫无主动性，非常消极；有的爱发脾气，容易激动，还有的容易产生自卑心理，在性格上也有异常表现。所以，家属应时刻注意病人的心理状态，及时进行疏导。

此外，病人的日常生活、服药或外出治疗等也都需要家属的照顾。

因此，家属需要很高的热情和积极性，学习康复理论知识，对病人要耐心，经常鼓励病人，决不能表现出不耐烦或歧视的态度。

病人在医院接受治疗时，家属应注意对病人的患肢进行保护，重视患肢的正确摆放，不要让患肢伸直或蜷曲的姿势保持时间太长，并且避免长时间压迫患侧。

病人住院期间和出院以后，家属要注意帮助病人做一些患肢的被动活动。活动患肢时动作要轻柔，如果对患肢用很大的力气牵拉，容易造成关节脱位或肢体损伤。

经常与康复师联系，以不断改进康复治疗方案。

12. 心理康复

目前脑卒中的死亡率和致残率已居诸病之首，严重地影响着老年人的生活质量，部分病人还遗留不同程度的功能障碍，甚至失去生活自理能力，这些不仅给病人、家庭和社会带来沉重负担，而且给病人带来沉重的心理压力，影响疾病的治疗和康复。

● 脑卒中病人常见心理反应

(1) 发病初期：病人心理不能接受病人角色，病情较轻的病人常会紧张、焦虑，担心病情加重，从而导致血压增高、失眠。有的迫切希望获得医务人员的尊重关心，家属的照顾，以自己为中心。较重的病人如伴有失语、偏瘫、偏盲，常会恐惧、愤怒，产生怨恨心理。失语的病人可能更加明显，病人无法与人正常交流，常会愤怒。病人对自己所患疾病不了解，无法接受突然瘫痪、失语，担心病情恶化甚至死亡。有时病人会出现一些精神症状，如谵妄、思维混乱、妄想等。

(2) 病程中期：病人心理逐渐接受病人角色，知道自己度过了生命危险期，进入治疗康复阶段后，能主动积极配合治疗。但由于急于求成，或对该病的预后期望过高，可能会失去信心，表现出抑郁、烦躁，治疗效果不佳时会责怪医务人员治疗护理不精心，家属不关心自己等，造成人际关系紧张。

(3) 康复阶段：病人逐渐适应自己的疾病状态，对疾病也有了一个客观的认识。但有的病人仍以自己为中心，易激怒、愤怒，常抱怨，过度依赖他人，这些行为反应，都阻碍该病的恢复，影响病人及家人的生活质量。后遗症期的病人，生活自理能力部分丧失，需要家人照顾，给家人带来负担，因此会产生巨大的心理压力，觉得对不起家人，自罪自责，抑郁，有些人甚至会产生轻生的想法。

● 心理康复措施　为病人营造一种舒适的休养环境和亲情氛围，创造一个积极乐观的家庭环境。

提供有关疾病治疗及预后的有用信息；鼓励病人正确对待疾病，消除忧郁、恐惧心理或悲观情绪，摆脱对他人的依赖心理。

及时解决病人要求，讨论康复训练计划，并按计划实施。

关心、尊重病人，多与病人交谈，鼓励病人表达自己的感受。

避免刺激和伤害病人自尊的言行，尤其在喂饭、帮助病人洗漱和处理大小便时不要流露出厌烦情绪。

正确对待康复训练过程中病人出现的诸如注意力不集中、缺乏主动性、情绪难以自制等现象，鼓励病人克服困难，增强自我照顾能力与自信心。

适当扩大病人的生活圈，鼓励其在恢复期多出门与他人交往，培养病人乐观的情绪，使其保持平和、积极的心境，有利于病人的心理健康。

13. 运动障碍的康复

（一）康复训练过程

● 告知病人及家属早期康复锻炼的重要性，与病人、家属共同制订康复训练计划，并及时作出评价和修改。

● 保持肢体功能位　正确的体位摆放可以减轻患肢的痉挛、水肿，增加舒适感。

(1) 床上卧位：脑卒中患者早期多卧床，无论患者意识是否恢复，都要保持正确的卧床体位。为了预防可能发生的上肢屈曲和下肢伸展性痉挛，无论是仰卧还是侧卧，都应取拮抗位，即让病人上肢伸展、下肢屈曲。

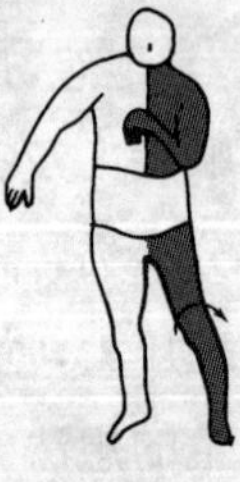

脑卒中后异常姿势

仰卧是急性期病人最常采用的体位，但又是最容易引起痉挛的体位。因为这种体位容易使手臂回缩或向后下方内旋，膝部完全伸展，大腿外旋，会产生最大的伸肌痉挛。故仰卧位时间应缩短，或仅作为体位变换时的过渡体位。

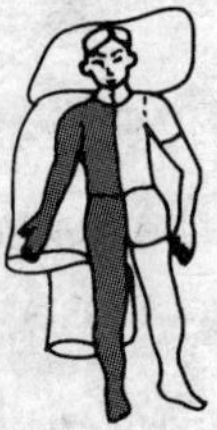

仰卧位

① 仰卧位　如果必须采取仰卧位，则患侧肩部要用合适的枕头垫起来，使肩部略向前伸；要把患侧上肢放在体旁的枕头上，使肘关节与腕关节伸展，使患侧上肢稍稍抬高；髋部也要放一个合适的枕头，以防止骨盆向后倾斜或两腿外旋。为避免下肢伸肌痉挛，可用一软枕置于患侧膝下，使膝关节略屈曲；同时应避免被被子压在脚背上，造成足下垂。

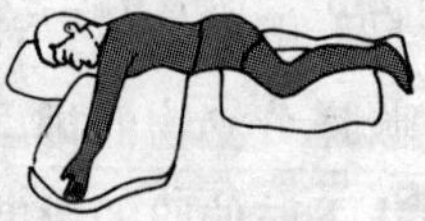

健侧卧位

② 健侧卧位　健侧卧位对患侧肢体有益。保持健侧卧位时，要将一枕头放在病人胸前，并使患肩向前，患侧上肢放在枕头上，肘伸展，手背向上。患腿下也要放一枕头，使腿处于内旋屈曲位，膝和踝自然放置，健侧下肢呈微屈膝位平放在床上。头要枕在合适的枕头上，目的是使躯干向健侧伸展，抑制紧张性颈反射，从而有利于患侧的康复。

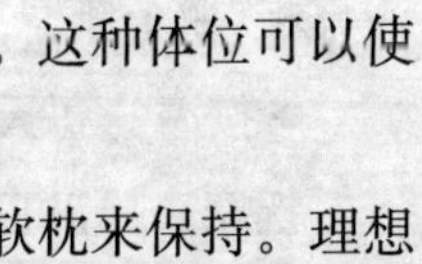

患侧卧位

③ 患侧卧位　患侧卧位时，头部要枕在枕头上，使颈部微屈而不要伸展，肩部要尽量前伸，肘腕伸直，手掌朝上；健腿可放在患腿前面，下面放一只枕头，呈屈髋屈膝位，而患侧下肢保持髋关节伸展，膝关节微屈。这种体位可以使患侧伸长，对痉挛可起到一定的抑制作用。

偏瘫病人的体位需用不同形状和大小的软枕来保持。理想的枕头应稍大，用羽绒或类似物填充，质地柔软，形状与所支持的部位适应。

床应放平，床头不宜过高，尽量避免半卧位，仰卧时身体与床边保持平行，而不是斜卧。

（2）合适的床垫：床垫太硬易引起压疮，太软既不宜于体位变换，又会促使臀部下沉，并导致髋关节屈曲挛缩。枕头要低，被褥要轻，以防压足造成足下垂。

（3）定时翻身：翻身主要是躯干的旋转，能刺激全身反应与活动，是抑制痉挛和减少患侧受压最具治疗意义的活动。病人平躺位和侧卧位要交替进行，不可长久平卧。只要病人的血压、呼吸、脉搏稳定，即可每两小时翻一次身（变换体位），以保持良好的肢体位置，同时可改善血液循环，防止压疮；还有利于呼吸道分泌物的排出，防止吸入性肺炎的发生。体位变换还可防止下肢伸肌的过度紧张。

（4）避免不舒适的体位：麻痹肌肉的紧张、被褥的重力和床垫的下陷，均易促使关节变形、挛缩，使肩关节呈内收旋位，肘关节呈屈曲位，足关节内翻下垂。

避免被褥过重或太紧；患手应张开，手中不应放任何重物，避免受压。不应在足部放置坚硬的物体，以防足跖屈畸形，硬物压在足底部还会增加不必要的伸肌模式的反射活动。

（5）鼓励病人尽早坐起：坐位时病人上肢应始终放置于桌子上，并在臂下垫一软枕帮助上举；轮椅活动时，应在轮椅上放一桌板，避免手悬垂在一边。

● 按摩　每天对瘫痪肢体做2～3次每次5～10分钟的按摩。

抚摩：顺淋巴回流方向，由末梢向心轻轻地抚摩，帮助静脉、淋巴回流。

揉捏：根据部位不同，用手指或手掌旋转进行，可改善肌肉韧带的营养。

按摩前工作人员应洗手、剪指甲，用滑石粉涂抹在病人需要按摩处。对痉挛性瘫痪手法要轻，以降低中枢神经系统的兴奋性，对弛缓性瘫痪手法可适当加重，以刺激神经活动过程的兴奋。每次按摩每个肢体5～10分钟，每日1次。

● 被动运动　被动运动指病人全部依靠外力帮助完成运动训练。实施被动训练主要是在患者亲属的帮助下实现的。若病人意识清楚，应鼓励他(她)用自己的健侧肢体来做患肢的被动运动，直至出现自主运动。

被动运动开始时间应在急性期过后(约1周)，肌张力开始增高，出现屈肌痉挛时。给予病人被动运动及按摩，可促进自主神经恢复，改善局部血液循环和营养，减轻肌肉痉挛，防止肌肉韧带挛缩，增强健侧肢体灵活性，同时对大脑形成反馈刺激。

被动训练用于肩、肘、腕、髋、膝等关节部位，包括肢体各个关节，顺序是先大关节后小关节，活动幅度由小变大。

被活动的肢体应充分放松，活动的关节应充分配合。动作应缓和，并有节律性，活动范围应逐渐加大。

做被动动作时，应尽量不引起明显的疼痛。

一般每天2～3次，每次每个关节活动5～10次。

对痉挛性瘫痪动作宜缓慢，用力均匀，切勿用力过猛，导致肌肉关节损伤。

对弛缓性瘫痪切勿过度牵拉松弛的肌肉，并让病人配合用力，发出神经冲动使瘫痪肌肉收缩，促进周围神经功能恢复。

● 主动运动　病人病情基本稳定、意识恢复后，应及时主动活动，目的在于减轻肌肉挛缩。可从简单动作开始，在帮助指导进行，早期可辅以被动运动。

指导病人选择性运动，有助于缓解痉挛和改善已形成的异常运动模式。教会病人正常的运动方法，运动强度逐渐加大。要鼓励病人用健肢帮助患肢活动，做自助运动。

病人仰卧位时，让其髋与膝屈曲，背部用力，做“桥式动作”，使臀部离开床面。或向两侧翻身，使躯干肌肉得到锻炼。“翻身”与“架桥”动作可预防或减轻第二期的强直痉挛状态，为起坐与站立做准备。

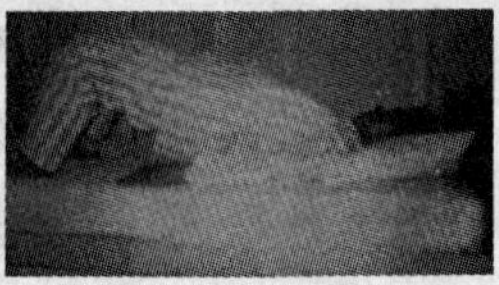

桥式训练

● 综合康复治疗　根据病情，指导病人合理选用针灸、理疗、推拿按摩等辅助治疗。

教会家属协助病人锻炼的方法与注意事项，使病人保持正确的运动模式，鼓励病人做力所能及的活动。

下肢锻炼：走路时将腿抬高，并逐渐练习跨门槛、在斜坡上行走、上下楼梯等运动，逐渐增加距离；下肢恢复较好的病人，还可进行小距离跑步等活动。

上肢锻炼：主要是训练病人两手的灵活性和协调性，如自己梳头、穿衣、解纽扣、写字、洗脸、吃饭等，逐步实现日常生活能够自理。

对有残疾的病人，指导和教会其使用自助工具，如轮椅、拐杖、穿衣器等。

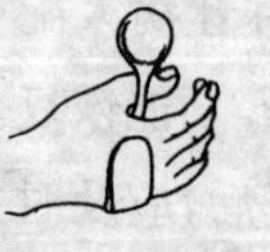

U型塑料夹

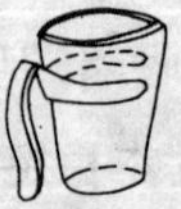

持杯器

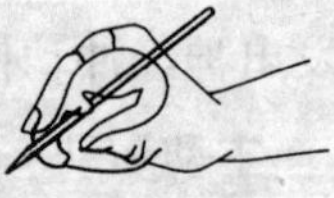

握笔器

各种日常自助工具

（二）康复训练内容

● 单个关节的主动运动　病人集中注意力运动一个关节，其他关节则听其自然。

● 同时控制两个关节的练习　运动其他关节时，保持一个关节处于一定的姿势。例如做肩部运动时，维持肘部伸直；运动膝关节时，维持踝背屈等。

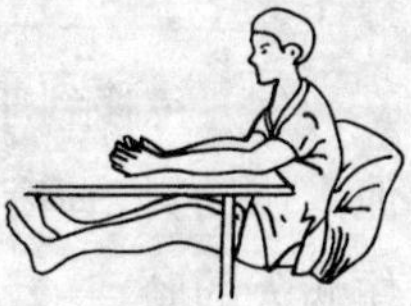

坐位

● 逐步学会控制整个肢体　控制两个关节有进步时，再尝试同时控制三个关节，直至整个肢体。例如髋、膝屈曲时，同时使踝背屈，并防止髋外旋、足内翻等不良姿势。

● 坐位训练　在卧床期运动开始后 3～4 天即可进行。先让病人逐步进行由半卧位到完全坐位的训练，每日 1～2 次，每次 5～10 分钟，坐位角度可逐日增加，直至保持 90 度。同时加坐位平衡的训练，即从前、后、侧方轻推病人，强化平衡反应。平衡在 5 分钟以上，坐位保持 30 分钟左右后，才可以进入立位训练。

● 起坐训练

（1）侧卧：以一臂支持床头，注意肘部位置应正好在肩之下，成 180 度。

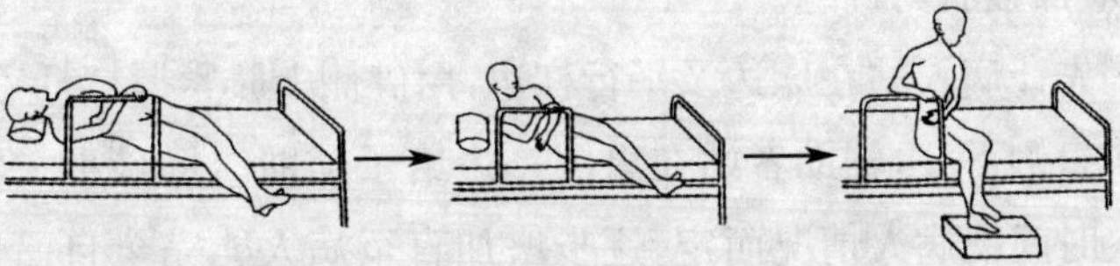

主动坐起过程

（2）起坐：拉住病人的健手，置健腿于患腿上，并使双下肢渐离床沿，慢慢放下。

(3) 坐时的平衡：膝关节成直角，脚踏在地上，两臂外旋支撑于床上。

(4) 转移到座椅上：病人以健臂撑床，然后离床，必要时由他人协助，将其瘫痪上臂伸直外旋并托住。接着，辅助者用膝顶住病人的膝，一臂扶住病人的躯干，另一手于肘部托住患臂，不使其不内旋，病人则用健臂抱住辅助者的颈部。坐椅应稳固，座基要宽，有固定的臂托与舒适的靠背。

(5) 坐时的平衡：病人可坐在无靠背的小凳上，两上肢伸直、外旋，鱼际与拇指外展，头部伸直，令身体完全处于抗痉挛的姿势。此时如果有人用两手向下按病人两肩，则可进一步刺激姿势反射，坐位时下肢处于抗痉挛的姿势。坐稳后，即平衡已经建立后，再在躯体各个部位给予轻而稳的外力，帮助病人建立侧向稳定，这对于偏瘫病人很重要。

坐时患侧膝部主动做屈曲训练，开始时膝微屈，逐渐增加阻力，但阻力的增加，以不产生过高肌张力为限。

● 立位训练　站立平衡要在完成起坐训练的基础上进行。平衡训练的原则是：重心由低到高，支撑面由大到小，身体由静到动，循序渐进。对于一些肌力不足而难以保持站立的偏瘫病人，应加强肌力训练。

先让病人站在床边及平行杠边，用健侧上肢紧握杠杆，重心放在患侧下肢，辅助者站在患侧一边给予辅助。每日 1～2 次，每次时间视病人情况而定，逐步增加直至病人能完全自己保持站立 30 分钟以上。如果起立动作困难，可逐步用由高到低的椅子协助做起立训练，直至能完全自行站立。能自行站立后，可在平行杠内做立位平衡训练。

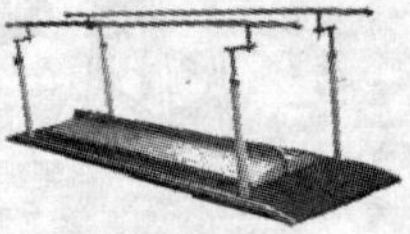

平行杠

● 下肢负重训练　病人通过伸直患侧髋、膝关节，将健侧下肢抬高离地，重复练习，对将来恢复步行能力有很大作用。也可以利用生物反馈装置进行站立训练。

● 步行训练　必须在能保持站立平衡之后进行，否则会遇到两个主要问题。首先，患腿缺乏姿势反射，使病人犹豫不安；其次，患腿活动易形成伸直痉挛，以致不能正常行走。

病人在步行前应先进行摆动、踏步、负重等准备活动，从扶持步行和平行杠内步行开始，逐渐过渡到扶杖和徒手步行。

扶持训练时健侧应在有扶持物体的一侧，以利于健手的扶持及支撑。训练时先迈健腿，再迈患腿，辅助者在一旁应加强保护。病人能独立扶持床栏等物体行走后，再改为拄拐杖行走。瘫痪程度较轻者，可用患侧拄拐杖，先将拐杖伸出一步远，再向前迈患腿，然后健腿跟上。

如病人瘫痪程度较重，辅助者可站在病人的瘫痪侧，将其患肢搭在自己的肩上，一手扶持病人的腰部，另一手拉住病人的患手。病人应先迈健侧下肢，然后再迈患侧下肢，辅助者可托抬病人的患腿向前迈步。以后病人可逐步过渡到徒步行走。

可以在平地行走后，再练习上下楼梯，以增加股四头肌肌力和踝关节多方面活动度。练习时健腿先上，患腿先下。

步行训练开始时行走的距离宜短、时间也宜短，以后逐渐增加距离，时间也适当延长。练习时病人尽量抬头、目视前方，练习时注意自己的姿势、技巧、速度等。

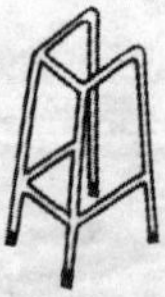
标准助行器

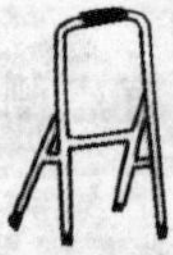
步行器

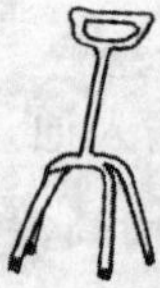
四足拐

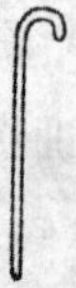
手杖

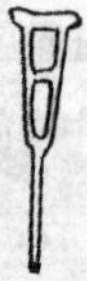
拐杖

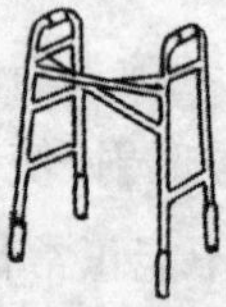
步行式移动助行器

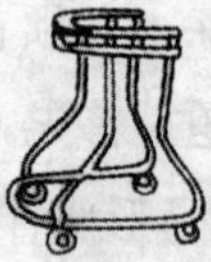
轮式移动助行器

● 上肢及手功能训练　上肢和手功能训练对于病人生活自理至关重要。一般大关节活动恢复较早或较好，手部较精细的动作和功能恢复较慢、较差，需进行强化和代偿训练。

多做增加腕关节屈伸及转动的动作；培养掌指关节活动的灵活性、协调性。

可利用器械或工具进行训练，如利用磨砂板、滚筒来帮助增加关节屈伸，前臂旋前旋后（即手心朝前朝后转动手腕）。进行捡起象棋、围棋或黄豆等，并一一放在指定位置的训练。

（1）棍棒操：双手握短棒，在健侧上肢的帮助下做腕屈伸、肘屈伸、举臂过头、模仿举重运动及屈肘将棍放至颈后等动作。

（2）滑轮操：用健侧上肢拉动穿过悬挂于头顶上方的滑轮的绳子，帮助患侧上肢举起及外展。也可以在滑轮一端悬挂适当重物作动力，帮助患肢上举、外展。悬挂重量应随肌力的增长而减少。

（3）皮球操：练习捡起及放下皮球，以活动伸指肌、拇伸肌及外展肌，皮球越大难度越高。其他还有向下投球，待球跳起时练习手心向上接球等。也可练习在手心向上或向下时用手指滚动皮球。

(4) 个别手指操：练习手指伸展、拇指及其他手指外展。练习时，可按口令抬起一个手指，并轻轻叩击纸板上不同的格子；或用各指轮流轻弹悬挂的小球、用玩具钢琴弹奏简单曲调等。

● 物理治疗　根据病人的病情和病程，可选用头部超短波、超声波和直流电碘离子导入治疗。治疗目的在于促进患区脑组织血循环，缓解血管痉挛，促进患区脑组织侧支循环形成，改善脑组织的缺氧状态；促进脑细胞的再生和功能恢复；加速脑出血渗出物或凝血的吸收与消散，促进瘫痪肢体功能的恢复。在有条件的医院康复室可做肌电反馈与肌电触发的肌肉电刺激，治疗手腕指伸肌障碍，使瘫痪的手指功能得到有效的改善。针刺和脉冲中频电刺激也十分有益于康复治疗。

（三）注意事项

病人的血压在 200/120 mmHg 以上或 80/50 mmHg 以下，有头痛或头晕、心慌、气促、咳嗽、发热等，或有心律失常、心力衰竭、肺部感染时要避免运动。

起床动作不要过猛，要缓慢由卧位到坐位。避免动作过快、体位突然改变造成脑供血不足，发生眩晕甚至跌倒。

运动时穿的鞋子要轻便合脚，鞋底要防滑。地面清洁干净，不滑。

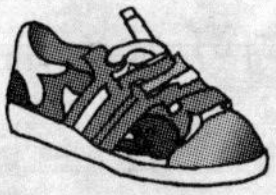

若运动时心率明显加快，并出现头晕、发绀、胸痛，或伴有心

律失常；运动后面色苍白，出汗，严重虚弱等，应立即停止步行锻炼或减少活动量。

14. 感觉功能的康复

病人身体某一部位往往同时会有运动和感觉功能的障碍，进行运动康复训练的过程同时也是感觉功能康复的过程，如按摩、肢体被动活动等对肢体等部位都具有刺激作用。另外要注意：

(1) 保证安全：保持床单整洁、干燥、无渣屑。防止有感觉障碍的部位受压或受到机械性刺激。

避免过热或过冷刺激，慎用热水袋或冰袋，热敷、保暖、洗发、擦身、沐浴时防止烫伤，冷敷时防止冻伤。肢体保暖需用热水袋时，水温不宜超过 50℃。

对外界环境敏感的病人尽量避免不必要的刺激。

(2) 知觉训练：每天用温水擦洗有感觉障碍的部位，以促进血液循环和刺激感觉恢复；同时可进行肢体的被动运动、按摩、理疗及针灸。

15. 言语障碍的康复

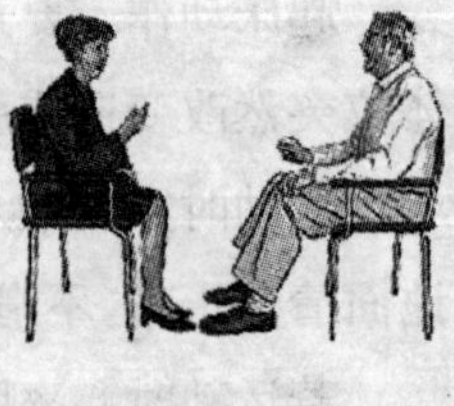

失语的康复是卒中后康复的主要问题之一。卒中失语或言语机能障碍多源于大脑左半球病变。言语是人的重要交流工具，一旦出现言语障碍，就破坏了人际交流。

言语功能的康复是一个长时间的过程，一般经过2～6个月的训练，失语症状可有不同程度的恢复，但只要言语未完全恢复，仍应坚持康复训练。有的病人甚至经过5年时间，言语功能才完全恢复。

言语康复训练最好在家中由家属配合进行。因没有干扰，且可以结合日常生活进行，比在医院内进行效果要好。因卒中病人的社会及文化背景不同，故言语康复训练采用一对一的方式进行效果更佳。

● 卒中后言语障碍　包括失语和构音障碍，具体表现为：

(1) 讲话困难：病人不能表达自己想做什么，或说错字或发音错误，但是能听懂别人的谈话。由于卒中可能引起面部肌肉、唇、舌、咽、喉及呼吸肌协调障碍，因而可导致病人说话模糊不清，但病人理解、阅读及书写困难较少。

(2) 理解困难：病人听不懂别人的问话；自己讲话非常流畅，滔滔不绝，但是听不懂别人说话，以致答非所问。

(3) 阅读困难：病人不能理解书面材料的内容，很难理解文字意义，经常混淆一些意义相近或字形相似的字和读音，以致不能或错误理解文字的内容。

(4) 书写困难：不能流畅地书写，常写错字或用错词。

● 失语症治疗原则

(1) 进行言语障碍检查，全面评定、了解病变程度和范围。

(2) 如果听、说、读、写等多方面能力受损，治疗目标首先放在口语康复上。

(3) 循序渐进，逐步增加刺激量，尽量选择病人感兴趣的话题。

(4) 适当的反复刺激,有助于巩固疗效。

● 言语训练中的注意事项　训练要循序渐进,勿急躁,逐渐增加内容。

尊重病人,注意与病人交流情感,谈病人感兴趣的话题以增加病人思维和语言的能动性,多用病人熟悉的名称及术语跟他交谈。

每次与病人交谈时,要给予足够的时间让他思考、组织说话内容。

说话时用简短的句子,说话速度可以比正常慢些。

鼓励但不要强迫病人说话。发问时要问简单直接的问题,使病人能用"是"或"不是"来回答。

持之以恒,经常给予病人鼓励,消除其畏难情绪,树立信心。

● 失语症病人如何开展康复训练

(1) 训练前病人情绪要稳定:由于病人无法用言语表达自己的意思和感受,会使病人产生失望、焦虑不安等情绪,对于康复是不利的。

(2) 听力理解训练:让患者熟悉训练者发音时的口唇动作与声音的联系,并配以物或图,以达到理解目的。如辅助者说物品名称,让病人从图中指出物品。

(3) 言语表达训练:病人可先进行发音训练。发音训练应从简单到复杂,从一个字到词组逐步进行。可由家属出示图片,要求病人回答图片中物体的名称。如病人不能回答,可让其描述物品的功能;还不能回答时,可给予提示。

(4) 文字理解力的康复训练:让病人将文字卡片和图片匹配,以改善病人文字阅读理解能力。或让病人以指字复述的方式进行朗读训练。

(5) 书写的康复训练：让病人从写自己的姓名开始，渐至抄写词句，直至写短文。同时还可以出示图片，让病人写出图片上物品的名称。

(6) 根据病人情况，还可选择进行一些实用性的非语言交流，如运用手势（如想吃东西用手指指嘴，伸大拇指表示满意，点头是同意，摇头是不同意，指臂部示意要大小便），利用符号、图画等，也可利用电脑、电话等训练病人实际交流能力。

应利用尚保留的言语功能进行上述训练，如有的病人患卒中失语，但还能唱歌，则应鼓励其利用唱歌的方式交流。

● 重度言语交流障碍的病人　此类病人无法用言语表达自己的要求。如果有一定的理解能力，家属可通过交流画板和病人进行沟通。交流画板上方一般为病人日常生活所需的图示；下方为亲友照片、钟表、气象预告图和拼音字母等。使用时将画板放在病人面前，病人想说什么就指什么，家属也可以用描画来回答。

● 构音障碍训练　有构音障碍的病人，训练越早，效果越好，训练重点为构音器官运动功能训练和发音训练。

(1) 训练前应调整好病人的坐姿，即头保持正中位，头部肌肉放松，双肩保持水平，躯干挺直。

(2) 呼吸运动。用鼻吸气，用口呼气，呼吸深长，以促进胸式、腹式呼吸的协调性，诱发膈肌运动。

(3) 唇、舌、软腭等发育器官的运动功能训练。如舌运动10～20次、闭嘴鼓腮20次、叩齿咬唇各10次、吹口哨，尽量吹出声音，持续时间尽量延长。

(4) 发音练习。利用各种音组合的方法进行训练，并可借助镜子进行自我矫正。

16. 吞咽困难的康复

脑血管病病人进食时有时会发生吞咽困难，同时因咽喉肌麻痹，常易使食物呛入肺内，造成吸入性肺炎，引起窒息，甚至危及生命。

对有吞咽困难的病人可采用以下训练方法：

● 选择合适的体位　病人进食时保持躯干后倾、轻度颈屈曲位；对于偏瘫病人，健侧在下的保持卧位，颈部应稍前屈易引起咽反射。

● 口唇闭合训练　偏瘫病人往往表现为嘴微张或唇紧贴于齿外，且经常流涎，可采取以下方法来改善嘴唇的闭合功能：可用冰块快速摩擦，或用电动牙刷背面刺激口唇部。运动方向为从外侧向中间移动；吸指训练，病人可将食指放入嘴里，嘴唇闭合做吸吮动作。

● 舌肌的运动训练

(1) 开始进行舌肌的运动训练之前，家属可把手放在病人颌下、口腔底部软组织区，做半圆形运动，用手指向上、向前推压软组织，以改善舌肌的张力，刺激其向前运动。

(2) 如果病人的舌不能活动，家属可用干净的湿纱布裹住其舌头，并用手指轻轻捏住，再做不同方向的运动。

(3) 如果病人的舌有一定的运动能力，家属可指导病人将舌抵向颊后部，家属用手指指点某个地方，病人试着用舌推颊，以增强舌肌的力量；也可让病人舌伸于口腔外，家属用吸管或压舌板刺激其舌尖部，并使其在口腔内外运动。

● 软腭的活动训练

(1) 家属一手用压舌板压住病人的舌头，另一手用冰冻的棉棒快速擦软腭。刺激的方向为向上、向外。冰刺激后嘱病人发“啊”音，使软腭上抬。

(2) 病人可用吸管向水里吹气泡，尽量保持气流的均匀，这么做可刺激软腭活动。

● 喉部的运动训练

(1) 嘱病人发“哦——啊”或“咿——哦”的音，通过音调变化使喉部主动运动。

(2) 病人取坐位，家属用拇指和食指以适当的力量引导病人的喉部，做向上、向前的运动。然后嘱病人做咽下动作。

● 口腔、颜面肌、颈部屈肌的肌力训练　病人可进行皱眉、闭眼、鼓腮、微笑等表情动作训练，改善面部肌肉的紧张性，促进肌肉主动收缩功能的恢复。在进食时，应多鼓励病人用患侧咀嚼。

因为颈屈位容易引起咽反射，所以强化颈部屈肌肌力并进行主动、被动的颈部各方向活动，以防止颈部伸展位挛缩。

第五篇　脑血管病的预防

1. 脑血管病的复发

脑血管病是否会复发，是病人和家属十分关心的问题。据报道约 1/3 的脑血管病人在 5 年内可能复发。再发次数从 1 次到几次，再发 1 次者多见，占 74%，再发 2 次者占 21%，再发 3 次者相对较少。

不同的脑血管病复发率也不相同，出血性脑血管病高于缺血性脑血管病。脑血管病复发率最高者为蛛网膜下隙出血，有人统计，80%的病人 6 周内会复发，2 周内复发者更多见。脑血管病一旦复发，治疗更加困难。有些病人常因反复发作导致死亡，所以对脑血管病来说，预防复发显得尤为重要。

脑血管病复发原因主要是第 1 次发病后，病情虽经治疗得到了控制，但病因却没有完全消除。如高血压、脑动脉硬化、心脏病、糖尿病、高脂血症等，这些病多属慢性疾病，彻底治疗仍有困难。

脑血管病复发后，会出现与第 1 次发病时相同的症状，如头痛、头晕、视力模糊、说话不清、偏瘫及偏身感觉障碍等。有的表现为嗜睡、意识障碍。少数病人健侧肢体出现麻木、感觉异常或偏瘫。如果两侧偏瘫，病情就更加严重，除了会发生饮水发呛、吞咽困难、声音嘶哑、强哭强笑等假性球麻痹的症状外，还会出现“睁眼昏迷”。若护理不当，病人甚至会因压疮、泌尿系统或呼吸系统感染等并发症发生而死亡。

总之，脑血管病的复发问题应予重视，在恢复期除应积极采取各种康复措施外，还应注意原发病的治疗，争取最大限度地预防脑血管病的复发。

2. 脑血管病的三级预防

预防脑血管病的过程中，应当针对不同人群采取针对性的预防措施。

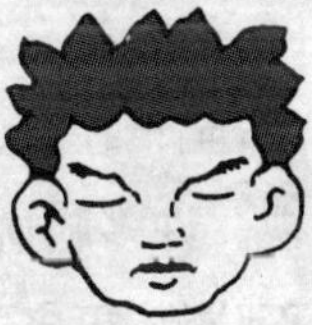

一级预防　如果某个体只存在脑血管病危险因素中的一种或几种，而没有脑血管病的先兆或表现，则应积极治疗已存在的危险因素，同时定期监测其他危险因素的发生，并采取相应措施。

二级预防　个体存在危险因素且已出现卒中先兆。若出现暂短性脑缺血性发作，应早期诊断、早期治疗，防止严重脑血管病的发生，此为二级预防。

三级预防　对已患卒中的病人，应早期或超早期治疗，降低致残程度，清除或治疗危险因素，预防其多发，此为三级预防。所谓早期治疗是指病人发病数小时后的急性期治疗；所谓超早期治疗是指发病后数小时内即实施的治疗，如对缺血性卒中而言，发病后 6 小时内即开始的溶栓治疗就属于超早期治疗。针对性治疗措施介入得愈早，治疗效果就愈好，病残程度就有可能愈低。

3. 脑血管病病人要重视自我预防

脑血管病并不是不可预防的。虽然遗传是脑血管病发病的一个重要因素，但并不是说凡是有遗传家族史者其后代必然要发病，而只是发病的危险性增加，何况这种遗传因子是可以通过后天努力改变的。脑血管病的发病和发生规律中除了遗传因素外，另一个重要因素就是环境因素，而环境因素是可以人为控制的。

脑血管病的预防环节很多，目前对脑血管病的发病机制、诊断、治疗都有了许多新进展，但多属于发生脑血管病以后的措施，至于在脑血管病发病之前如何积极预防，仍未被人们所重视。许多脑血管病病人对预防毫无所知，有的人虽然知道，但从不防范，更多的人则依赖药物。加强自身的保护，避免发病的诱因，了解脑血管病的先兆征象，平时注意自我保健等，这些都是预防脑卒中发生的有力措施。

对于年轻的高血压病人来说，应该及早注意合理饮食并加强锻炼；而中老年人患有高血压或动脉硬化等疾病后，采取自身的预防保健措施仍有积极意义。医学指导和医学保护是重要的，但许多有效措施的实现都属于个人努力，单纯地依赖药物，而不调动人体本身的积极因素，会使健康处于被动状态。

4. 识别脑卒中的症状、体证

突然出现头痛，眩晕，口眼歪斜，肢体麻木，软弱无力，平衡失调，视力模糊，语言不利等症状，就说明可能发生了脑卒中。一旦出现可疑的脑卒中先兆症状，应立即就诊，争取在发病最初的 3 小时内获得治疗。

注意卒中先兆表现。卒中病人在发作前一般都有先兆，卒中的先兆征象多种多样：

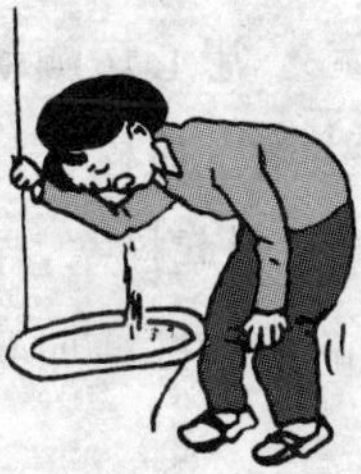

突然出现头痛、头晕，尤其眩晕。突然眼前发黑或视物模糊不清，短暂失明。

短暂意识、智力丧失，嗜睡，整天昏昏沉沉。这是脑血流量减少，脑缺血、缺氧的表现。

运动功能失调，表现为突然一侧肢体麻木或不自主抽动，活动不灵，口歪、流口水、吞咽困难，不明原因的突然跌倒或晕倒。

面麻、舌麻、唇麻以及一侧肢体麻木或有异物感，肢体自发性疼痛。

突然反复出现视物旋转、耳鸣、恶心、呕吐、持物不稳，一般持续数分钟或十几分钟。

说话困难、暂时吐字不清或语言表达不清。

5. 控制高血压

高血压病人应按时按量服用降压药，不能凭感觉服药，并要定期测血压，使血压保持在正常范围。

检查是否有循环系统疾病。

留意有无头晕、耳鸣等体征。医生检查时若颈部听诊闻及杂音常提示颈动脉变窄。有颈动脉阻塞者可施行手术，取出颈动脉的附壁血栓。

6. 检查是否患有心房颤动

患心房颤动时，心跳会失去正常节律。其病变部位容易产生附壁血栓、赘生物，栓子一旦脱落下来，就有可能随血液流到脑，引起栓塞，导致脑卒中。未经治疗者，心房颤动可使脑卒中的危险性增加6倍。因此，确诊患该病的病人，应及时就诊。

7. 保持正常体重

避免摄入热量过多，过多的热量可转化为脂肪在体内蓄积。对超重的人来说，应使摄入的总热量略低于平时消耗的热量。低热量的饮食应当是低脂肪、低碳水化合物、高蛋白质、富含维生素和矿物质、高膳食纤维的饮食。

8. 不吸烟

吸烟者发生脑卒中的危险性比不吸烟者高2倍。每天吸烟25支以上的中青年女性更易患出血性脑卒中，比不吸烟的女性高10倍。吸烟是动脉粥样硬化的危险因素之一，亦是脑卒中和冠心病的重要危险因素。吸烟者最好戒烟，戒烟时可使用戒烟糖替代，或转移注意力。戒烟需要有坚强的毅力。

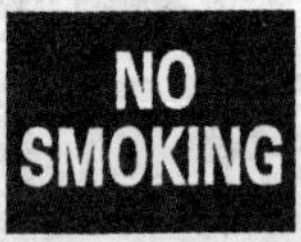

9. 适量饮酒

如果没有饮酒禁忌的疾患，每天饮用一份酒精饮料（相当150 毫升葡萄酒、350 毫升啤酒或 30 毫升低度白酒）可能有助于降低脑卒中发生的危险。但过量饮酒，特别是烈性酒，可增加脂质过氧化物，反而易造成动脉粥样硬化，更不利于预防脑卒中。

10. 经常锻炼

经常进行体育锻炼，能提高机体抗氧化能力和免疫功能，预防动脉粥样硬化。经常锻炼还能降低血脂，扩张血管，降低血压，促进血液循环，改善脑供血，有利于预防脑卒中。运动可以降低轻、中度高血压病人的血压，并有助于预防高血压的产生。运动还能降低血清胆固醇水平，从而减少发生脑卒中的危险性。

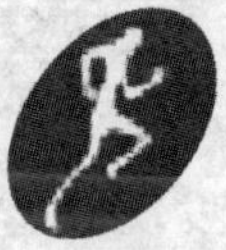

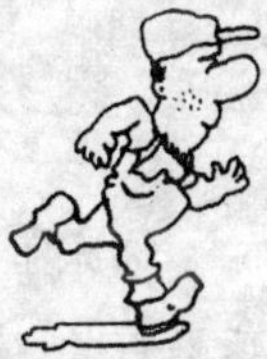

运动时要达到有效心率才能有效，一般运动时心率要达到(190－年龄)次/分，如果病人心、脑、肾等功能有损害，运动时心率可降至(170－年龄)次/分。

11. 保持情绪稳定

劳逸结合，性格开朗，保持平稳的心态，不要苛求自己。保持乐观，对人对事保持“三乐”（知足常乐，助人为乐，自得其乐）。

闲暇时种花养草、吟诗作画、打打太极拳，这些业余生活均可以使情绪稳定、心境愉悦。

12. 勿乱投医用药

中老年人患病概率增高，不少人都患有慢性病，而有些治疗药物可能会改变正常的血管紧张度和血液的黏稠度，造成药物性脑卒中。如大剂量服用某些降压药、镇静药、止痛药、利尿药等，所以这类中老年人用药要慎重。

另外，不要相信到处张贴的“专治脑卒中”的小广告，药物使用不当，不仅会延误病情，还会引起严重后果。要去正规医院就诊，按照医嘱用药，才会取得满意的防治效果。

13. 严防感冒

临床工作中发现，中老年人突发性脑梗死与感冒引起慢性感染有关。最常见的是肺部感染、鼻窦炎、前列腺炎、泌尿系统感染，糖尿病病人尤其易患上述感染。这些都与老年人体质较弱、机体抵抗力下降，中年人工作压力大、过度疲劳或饮酒过量、生活不规律等有关。然而，最根本的原因是中老年人对感冒不重视。临床发现，在流行性感冒后，脑卒中发病率会有所上升。尤其是在感冒后 15 天或 1～2 个月内发病率增加。

感冒后体内病毒或细菌释放毒素，激活体内炎症细胞及肿瘤坏死因子等，并逐渐向体内其他部位蔓延，引起血管内免疫反应慢性过程。而老年人对炎症反应不敏感，再加上静脉注射血管扩张剂，使肺部炎症或其他部位的炎症扩散，血管壁水肿、渗出，向颅内扩散，造成血管阻塞，加重病情。所以，老年人不要盲目地静脉注射血管扩张剂或过量饮酒（过量饮酒也可引起血管扩张)，不要忽视感冒、咳嗽等常见病，以免炎症扩散，加重脑梗死的病情。

14. 锻炼右脑

人体大脑的左脑血管较发达，量多而质优，右脑则相反，血管数量少，且较脆弱。当受到同一病理因素(如高血压)刺激时，右半脑易破裂出血。人的大脑与手脚运动呈交叉支配关系，故通过锻炼左侧身体可起到锻炼右脑的作用，并可降低脑卒中发病的危险。具体锻炼措施有：左手握筷、写字、搓健身球，左脚跳绳、踢毽子等；多用右鼻呼吸(嗅觉与大脑属同侧支配关系)，常听轻柔舒缓的音乐，多进行形象思维，勤梳头等。

15. 起床动作宜缓慢

据报道，脑卒中多发生在夜间或清晨从睡眠中醒来时，特别是从卧位变为坐位，或突然下床活动的时候最危险。因此醒来时不要立即起床或突然改变体位，先养神半分钟，然后在床上活动手脚半分钟，起身后再坐在床边同时活动手脚半分钟，然后下床活动。

16. 避免用力大便

清晨如厕时，改蹲式为坐式，避免用力排便，大便时间不能太长。

17. 睡前和醒后喝杯水

脑血栓的发病时间多在清晨至上午期间，说明血黏度增高同脑血栓的发生有一定关系。人的血液黏度在一天之中不断变化，且有一定的规律：早晨4点至8点血黏度最高，以后逐渐降低，至凌晨达到最低点，以后再逐渐回升，至次日早晨再次达到峰值。所以，人们在深夜入睡前，特别是老年人，最好饮约200毫升水，这样第二天早晨人体的血黏度不仅不上升，反而有所下降。许多中老年人由于不愿夜间起床小便，有意在晚餐时不喝汤或晚餐后不喝水，由于夜间血液中水分不足，血液容易凝固。因此晚上饮水对降低血黏度、维持血流通畅、防止血栓形成具有一定的作用。夜间起来小便后也应补充水分，但是不宜喝茶，因为茶有利尿作用，反会使小便排出量多于喝下的水量。

另外清晨起床后，喝杯盐开水也可起到降低血黏度，保证血液流动通畅的作用。

18. 预防下肢静脉血栓

为预防下肢静脉血栓，卧床病人可抬高患肢，用温水泡脚，加强下肢的主动及被动活动，尤其是患肢。

平时注意保护患肢不受压，经常更换体位，定时翻身，防止压疮发生。

鼓励病人常饮水，以降低血黏度。

输液时避免反复穿刺同一部位，尽量降低药物浓度，尽可能减少输液量，有高凝状态时要及时处理，减低血黏度。

19. 常用预防药物

(1) 抗血小板药物：这类药物可以阻断血小板聚集形成血栓的过程。

最常用的是阿司匹林。临床用药发现每天给予阿司匹林 300～600 mg具有很好的耐受性。阿司匹林的副作用包括溃疡病和胃肠道或其他部位出血。带有包膜的肠溶型阿司匹林可以减轻对胃的不良反应。

噻氯匹定：也是常用的抗血小板药物，它可以干扰血小板的聚集。用法通常为口服，每天两次。噻氯匹定常见的不良反应是中性粒细胞(白细胞的一种)减少症。因此，在治疗的最初3个月应该常规进行血液监测，每隔两周检查一次。该药的其他不良反应还包括胃肠道反应、出血和皮疹。

氯吡格雷：是一种类似噻氯匹定的抗血小板药物，但不良反应较小，对于某些病人效果优于阿司匹林。用法用量通常为每天一次，口服给药。不必进行用药监测。其不良反应可能包括溃疡形成和胃肠道出血。

这类药物通常用于腔隙性脑梗死、不能明确病因的卒中、颈动脉疾病手术后恢复期和不能用抗凝剂治疗的病人。

(2) 抗凝治疗：最常用于卒中二级预防的抗凝药物是华法林，这种药物可以通过抑制凝血因子的产生来干扰血栓的形成，能有效地预防血栓的形成。通常需要每天口服给药。不良反应为出血，因此必须定期监测凝血功能。出血包括胃肠道或其他部位的出血。任何创伤，哪怕是非常轻微的创伤都能够导致严重的出血。因此，如果病人不能活动或是脚步不稳，就应该停止使用华法林，以防摔倒造成的创伤导致大出血。另外，还应该指导病人用药，以确保病人每天都按照医嘱服药。

许多研究证明华法林对于房颤病人发生卒中的一级预防是非常有效的，对于有其他心脏病或房颤且已经发生过卒中的病人，以及那些心源性卒中的病人也同样有效。对于有脑血管的颅内分支病变、颅外颈动脉动脉粥样硬化性疾病和血管夹层分离的病人也应该进行必要的抗凝治疗。

对于一些做过颈动脉手术的病人也可以接受华法林长期治疗，如果不能使用华法令，则应该改用阿司匹林治疗。

第六篇 脑血管病病人的饮食

据调查显示，脑血管病病人的饮食中热量、脂肪、胆固醇、饱和脂肪酸、糖、盐的摄入量多高于一般标准，优质蛋白质、钙摄入量多低于一般标准，存在营养不合理的问题。因此应根据病人劳动强度、年龄、性别等规定每天应摄入的热量，合理调整饮食结构，培养卫生的饮食习惯，预防脑血管病的发生。

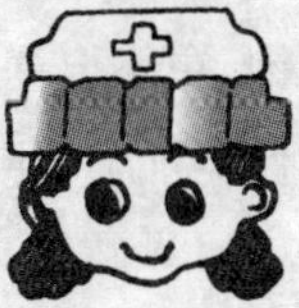

1. 脑组织需要的营养

蛋白质是脑细胞的主要成分之一，占脑组织总重的30%～50%，脑细胞在代谢过程中需要大量的蛋白质。保证蛋白质的摄入量，可增强大脑皮质的兴奋和抑制作用。

脂肪也是脑细胞的主要成分之一，占脑组织总重的50%～60%，它作为脑细胞的结构成分具有重要的生理功能。

碳水化合物是脑组织生理活动的能源物质。

钙能抑制脑神经的异常兴奋，使人的注意力集中。

维生素C能使大脑的思维活动机敏灵活，有利于提高智力水平；维生素A能促进脑的发育；B族维生素能预防精神障碍；维生素E可保持脑的活力等。

流行病学调查，高脂肪、低蛋白质、高盐摄入者脑卒中发病率高。而脑卒中病人恢复期需要足够的热量、必需氨基酸和维生素等，因此恢复期要保证营养。

2. 饮食有节，定时适量

人体吸收的热量应与每日活动消耗的热量相当，只要热量的摄入超出人体每日的消耗，体重就会增加。因此，要控制每天摄入的总热量。饮食不宜过饱，更不要暴饮暴食。因为过度饱食后，体内代谢加强，使心肌耗氧明显增加，从而加重心脏负担。

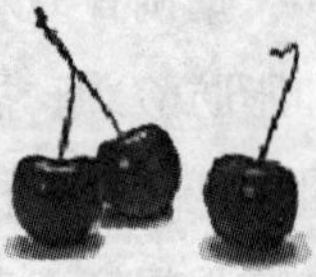

3. 饮食平衡、营养兼收

人体的膳食营养结构要平衡，提倡兼收并蓄，广泛吸收各种营养元素。膳食中的维生素C、维生素 B_6、维生素 B_{12} 对预防和治疗脑血管病有辅助作用。多吃海带及海藻类食品，这类食品可以防止脂类物质在动脉内壁上沉积；大蒜和洋葱也有良好的降血脂作用。所以，坚持食杂有利于对脑血管病的防治。

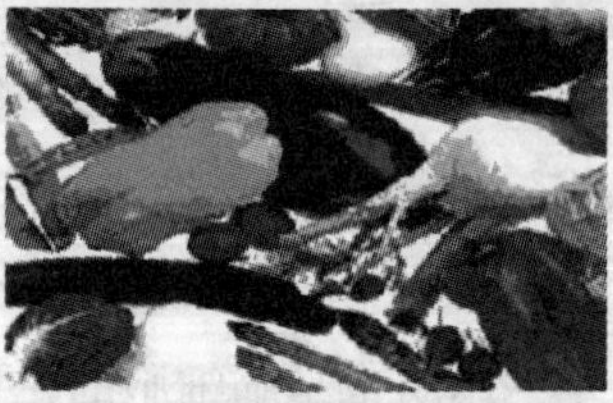

4. 晚餐避免过量

晚餐时间不要太晚，如果晚餐时间太晚，再加上吃一些难消化的油腻食物，容易使胆固醇在血管内壁上沉积，诱发脑血栓。一般情况下，人在晚上活动量少，能量消耗也少，若晚餐吃得太多，可使人发胖，从而影响到血管的舒缩，导致脑血栓的形成。所以晚餐应清淡，且不要过量。

5. 蛋白质充足

蛋白质是构成人体细胞的主要成分，也是能量的来源之一。饮食中的蛋白质包括动物蛋白（如蛋清、瘦猪肉、牛肉、羊肉或鱼、鸡肉等）和植物蛋白（主要是豆类蛋白质，如黄豆、绿豆、赤豆、豆芽或豆制品等），脑血管病病人平时饮食应保证足够的蛋白质。

6. 保持血脂正常

控制饮食总热量的构成比例，保持正常体重，避免进食含胆固醇高的猪肝、猪心、鱼子、蟹黄、蛋黄等食物，防止血脂增高。

7. 低盐饮食

食盐的主要成分为氯和钠。如钠摄入过多，在内分泌的作用下，能增加血管对各种升高血压物质的敏感性，引起小动脉痉挛，使血压升高。世界卫生组织建议，每人每天摄入的食盐量要控制在 6 克以下。因此烹调食物时应控制盐量，另外不食或少食腌制食品。碱性食物如松花蛋中也含有钠，因此不宜多吃。

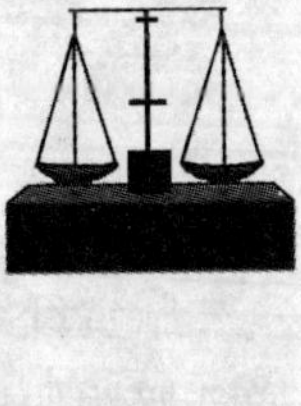

8. 低脂饮食

世界卫生组织建议，脂肪的摄入量不得超过膳食总热量的30%，饱和脂肪酸的摄入不得超过总热量的10%。炒菜时尽量用植物油，如豆油、菜子油、花生油、芝麻油等；不宜多吃富含脂肪的食物，如肉类、动物内脏、鱼子等。

9. 低胆固醇饮食

脑卒中或后遗症阶段的病人，即使血中总胆固醇含量不高，也应避免经常食用过多的动物性脂肪及胆固醇较高的食物，如蛋黄、猪肉、动物内脏（肝、肾、心、脑）、猪油等，最好用植物油及豆制品等代替。

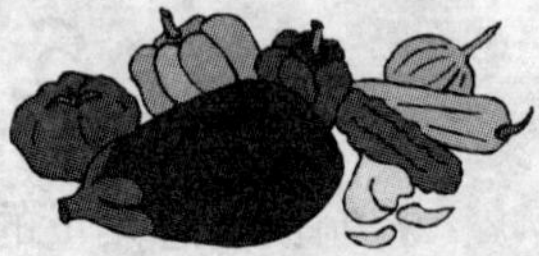

10. 避免高糖饮食

过多地摄入糖分，可使血液中的甘油和胆固醇含量明显增高，从而加重脑动脉硬化。所以，脑血管病人应严格控制高糖饮食。

11. 膳食纤维充足

膳食纤维是食物中一类不能被人体消化吸收的物质，但它能吸附胆固醇，并促使其从大便排出，有降血脂、降血糖的作用，对心脑血管疾病有预防的作用。膳食纤维的来源有蔬菜、水果、麦麸、米糠等，因此，应增加蔬菜和粗粮的摄入以增加膳食纤维。膳食结构金字塔建议每人每天应至少摄入 500 克蔬菜。

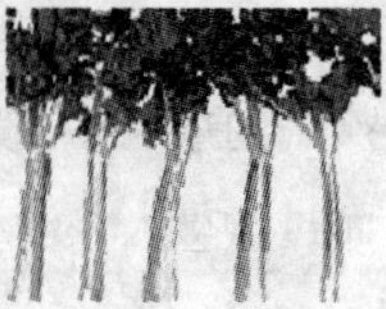

12. 增加抗氧化营养素的摄入

抗氧化的营养素有β-胡萝卜素、维生素 E、维生素 C 和微量元素硒等，它们有清除氧自由基，防止或减轻动脉粥样硬化的作用。

● 多吃富含β-胡萝卜素的蔬菜和水果　β-胡萝卜素能够防止胆固醇被氧化，进而避免其堆积在血管内，造成血液凝块。更重要的是，血液中若含有大量β-胡萝卜素和维生素 A，就可以大大降低因卒中造成死亡的危险，或减少卒中造成的神经伤害，并且能加快身体恢复。研究指出，每天摄取 15～20 毫克β-胡萝卜素的人，和每天只摄取 6 毫克的人相比，前者患卒中的概率明显降低。

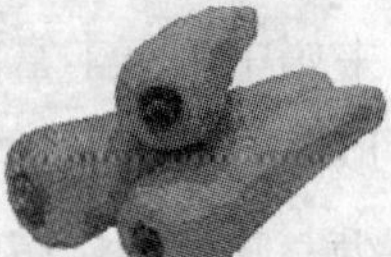

富含β-胡萝卜素的食物有胡萝卜、菠菜等，芒果、柑橘、杏、菠萝等黄色水果中也含有少量β-胡萝卜素。

● 多吃富含维生素C的食物　维生素C的功能之一是增加血管韧性，防止血管出血。富含维生素 C 的食物主要有新鲜蔬菜和水果，蔬菜如菠菜、油菜、白菜、萝卜、西红柿、扁豆、土豆等都含有较丰富的维生素 C。

● 维生素 E 适量摄入　维生素 E 能阻止脂肪残留物沉积

在动脉内壁上，因此适量摄入维生素E有助于减少患心脑血管疾病的危险，一般每人每天摄入100国际单位的维生素E即可，而过量摄入并没有益处。

13. 高钙食物

钙摄入不足会导致代谢紊乱，这是动脉硬化发生的主要致病因素之一，高钙饮食有助于预防高血压的发生。富含钙质的食物很多，如奶制品、豆制品、芝麻酱、虾皮、海带、骨头汤、黑木耳、核桃、沙丁鱼、鸡蛋等。

14. 饮牛奶

牛奶中含有可以抑制人体肝脏合成胆固醇的物质。另外，牛奶中含有丰富的钙和乳清酸，这两种物质均可以降低人体对食物中胆固醇的吸收，从而可以减少心脑血管疾病的发生、发展。

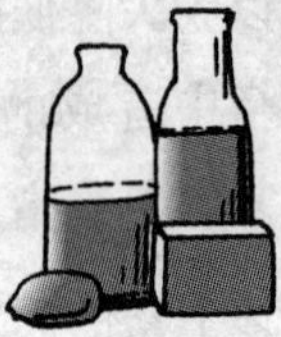

牛奶除了有降低胆固醇的作用外，还是营养丰富的食品。每100毫升牛奶中含有3.3克蛋白质，130毫克的钙，而胆固醇含量则很低，可作为补充蛋白质和钙的良好来源。钙对心肌有保护作用，而且补充钙对高血压病的治疗也有益处。

因此，老年人尤其是心脑血管病病人，应每天饮1～2杯牛奶，也可选择脱脂奶、酸奶等乳类食品。

15. 多吃含镁食物

常吃富含镁的食物的人遭受脑卒中之害的可能性显著降低，因为镁可抵抗另一种矿物质——钙，防止细胞膜上的钙流入细胞内，从而维持脑细胞内矿物质的平衡而保护大脑。豆类、玉米、小麦、苹果、西红柿、海带以及多种绿色蔬菜都是含镁丰富的食物。

16. 服用鱼肝油

鱼肝中含有一种特殊脂肪酸，具有对抗血小板凝集和降低血液黏度的特殊功能。因此，在医生的指导下服用鱼肝油对脑卒中有一定预防作用。

17. 忌刺激性食物

刺激性饮料及调味品能刺激外周血管收缩，不利于控制血压，而且不利于大便的排出。尤其对缺血性脑血管病病人来说，更应避免食用刺激性食物。

18. 常饮绿茶

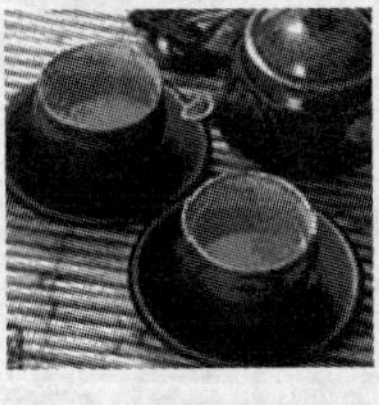

导致脑卒中的病理因素之一是体内产生了有害的活性酶，从而促进一种叫做过氧化脂质的新物质生成，此种物质可使血管壁弹性降低，发生供血障碍。茶叶中的鞣酸具有

抗氧化性，而且没有类似长时间服用维生素 E 的不良反应，故常饮茶能预防脑卒中发生。

19. 吃含钾丰富的食物

据美国一项研究显示，吃富含钾质的食物，可能有助于降低患卒中的危险，尤其对于有高血压的人而言。摄入钾量最多的一组患卒中的危险比起摄入量最少的一组低 38%。

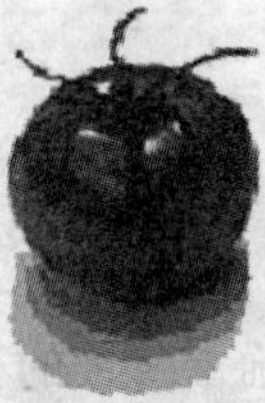

富含钾的食物包括黄豆、小豆、番茄、西葫芦、芹菜、鲜蘑菇及多种绿叶蔬菜；水果有香蕉、杏、桃、橘子、苹果、梨、猕猴桃、柿子、菠萝、核桃、西瓜等。

平均每周吃 5～6 个土豆，可使患脑卒中危险降低 60%。因为土豆中含有丰富的钾，钾还可以稳定病人的情绪，避免精神紧张，保护脑血管免于破裂。

含钾的营养补充剂必须在医生的指引下方可服用，因为过量的钾可能对人体有害，尤其对于肾病病人来说。

20. 咖啡适量

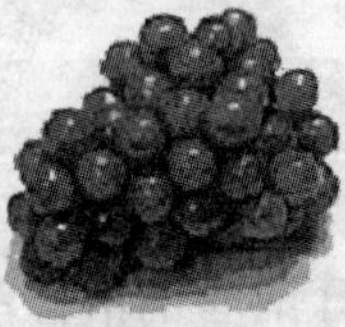

过多饮用咖啡可使血脂升高，尤其对缺血性脑血管病病人更是如此。

第七篇　脑血管病病人的护理

脑血管病病人并发症很多，如果护理不当可造成病情恶化，引发不良后果，或影响病人预后，延长恢复期。

1. 压疮的护理

压疮是卒中病人常见的严重并发症之一，卒中病人由于长期卧床，局部组织受压过久，引起神经营养紊乱，血液循环障碍，局部组织缺血、缺氧而发生软组织损伤。同时，由于大小便失禁常造成局部潮湿，导致压迫性溃疡发生，气血运行不畅而形成压疮。如果发生感染还可引起败血症，严重时可威胁生命。

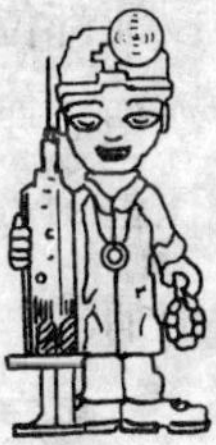

（一）预防

● 有效地、间断性地解除压迫，恢复受压部位的血液供应

（1）定时翻身，每 2～4 小时变换体位 1 次，病情稳定后可增加翻身次数。翻身时动作要轻，避免推、拉、拖、拽等动作，以免擦伤皮肤。协助病人翻身前应吸痰或擦净口腔分泌物，翻身后要检查鼻饲管、导尿管、输液管是否脱出。

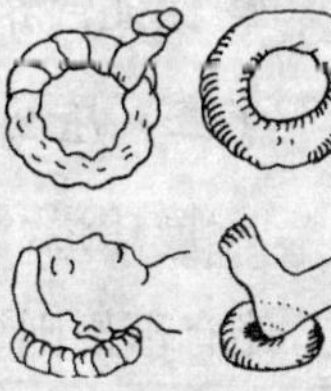

自制气垫

(2) 骨突出部位要放置气圈、海绵垫或棉垫，使受压部位悬空，以防继续受压。

(3) 出现瘫痪或偏瘫的病人，要特别注意其肢体位置，并协助选择合适的体位。如仰卧位易引起骶骨、足跟处压疮，侧卧位时易引起左或右大转子部位的压疮等。

● 保持病人皮肤清洁干燥　每天用温水擦洗受压部位1～2次。温水擦澡，特别是出汗较多者，每周擦澡1～2次，这样能减少身体表面的污染，促进皮肤的血液循环，增强皮肤的抵抗力。对昏迷、瘫痪、大小便失禁、出汗及呕吐的病人，衣服、被褥污湿后要及时更换。保持臀部、背部、会阴部清洁干燥，用温水擦洗浸渍部位，洗净后局部用滑石粉或凡士林涂擦。大便失禁者，每次便后要用软纸或棉布擦净，并用温水洗会阴及肛门周围皮肤，还可用爽身粉保持皮肤干燥。床铺、衣着保持清洁、平整、无渣屑。

● 定时按摩受压部位　根据病情，每天按摩2～4次，对骨骼隆起部位，每次至少需按摩3～5分钟，以活血通经。按摩时可选用50％红花酒精、当归活络酒、滑石粉等。如皮肤干燥，可先涂5％硼酸软膏，以免皮肤干裂出血。

● 保证营养，增加病人抵抗能力。

(二) 压疮的程度

Ⅰ度压疮(淤血红肿期)　局部皮肤各层均有急性炎症反应，伴有不规则、界限不清的软组织肿胀、硬结发热，这些症状仅限于表体，具可逆性。

Ⅱ度压疮(炎症浸润期)　局部红肿扩大、变硬，甚至达皮下脂肪，皮肤为紫红色，表皮下常有小水疱。

Ⅲ度压疮(浅层溃疡期)　局部溃疡，组织周边红肿发硬。局部感染侵入皮下脂肪，有分泌物和坏死组织。

Ⅳ度压疮(坏死溃疡期)　肌肉有坏死，有的已露出骨骼，坏死组织呈黑色，有异味。

(三) 压疮护理

根据上述压疮的程度，应采取相应的护理措施。

Ⅰ度压疮　减轻局部受压，每2小时翻身1次，用手掌按摩，但用力要轻，避免受压变红的软组织损伤。

Ⅱ度压疮　对未破小水疱要减少摩擦，防止其破裂感染，使其自行消退。若有大水疱，可用无菌注射器抽出疱内液体，涂以消毒液，用无菌纱布包扎。

Ⅲ～Ⅳ度压疮　先清洗换药，用红外线照射。也可用2.5%碘附擦洗疮面，然后将庆大霉素药液涂于疮面上，盖上敷料。不愈的压疮可用冷光紫外线照射，必要时给予植皮。

2. 二便异常的护理

卒中后昏迷或神志清醒的病人都可以出现大小便失禁。

● 尿失禁　对于清醒病人可在病人臀部床单下面垫一块油布，以防止弄脏褥子，但不要让病人直接睡在油布上。注意观察病人排尿规律，在排尿前放好便盆或尿壶。同时注意保持病人会阴及大腿内侧清洁干燥。

对于神志不清的病人可采用真性导尿和假性导尿的方法。

真性导尿：就是用导尿管由尿道插入膀胱引流尿液的方法。导尿管要定期更换，并注意尿道口的消毒，避免感染。

假性导尿：若为男性病人可用避孕套套在阴茎上，另一端剪开一个口，套上一个封口的塑料袋，也可以直接用塑料袋套在阴茎上，使尿液流入塑料袋内，定时更换塑料袋。同时在臀部下垫上尿布、尿垫，防止尿液弄湿床铺。

● 尿潴留　病人排尿时应放松，尽量饮热饮料、使用温热便盆、听流水声、用热水冲洗会阴等以诱导排尿。

可用导尿管插入膀胱解除潴留，同样要注意导尿管更换问题及留置导尿的护理。

(1) 避免尿道口黏膜受损：导尿过程中，动作要轻柔，以免损伤尿道黏膜。若长期留置导尿，最好选用硅胶导尿管，因其对黏膜刺激小，表面光滑，不易引起结石，并可以减少感染机会。

(2) 严格执行无菌操作：导尿必须在严格的无菌条件下进行，保持导尿管清洁无菌，如果不慎污染必须更换，不可将拔出的导尿管重新插入尿道。

(3) 保持留置导尿管通畅，防止尿液逆流：导尿管和引流袋要妥善固定，不能扭曲受压。引流袋位置要低于膀胱，注意不要压迫引流袋，可先将其固定于病人腿上，再固定于床上。

(4) 保持尿道口卫生：每天消毒尿道口两次，先用0.02%高锰酸钾溶液清洗会阴及尿道口，再用0.1%新洁尔灭溶液擦洗。每次大便后，清洗会阴及擦洗尿道口，避免粪便中细菌侵入泌尿系统。引流袋要每天更换，密切观察尿液颜色、气味、有无浑浊等，必要时使用抗生素。

(5) 避免不必要的膀胱冲洗：膀胱冲洗需要再增加接口，并且会使导尿管腔中的尿液逆流入膀胱，有导致泌尿系统感染的可能。病人可通过口服抗生素或多饮水，减少泌尿系统感染。必须进行膀胱冲洗时，要严格采取无菌操作，每天可用 1∶5 000 呋喃西林溶液 300 毫升冲洗膀胱。

(6) 多饮水：每天饮水 3 000～4 000 毫升，冲洗尿道。

(7) 膀胱功能训练：定期开放、夹紧导尿管，每隔 2～3 小时松开夹子放尿一次，随后再关闭。

● 便秘　卒中病人由于瘫痪，长期卧床不起、肠蠕动减慢，加上进食少，容易发生便秘。卒中后的精神压力会影响食欲，也会使肠道功能紊乱，加重便秘。轻者 2～3 天大便 1 次，重者 7～8天没有大便。

轻者可喝些蜂蜜水，多吃梨、香蕉等水果，食物中注意增加膳食纤维的量，起到润肠通便的作用。另外也可进行腹部环行按摩，按摩时沿结肠方向进行，以促进肠蠕动。另外在病情稳定期要坚持锻炼，还可以服用果导片，每晚 1～2 片，或用番泻叶冲水饮用。

重者如果超过 3 天无大便，应及时告知医生，可用开塞露 2 支，挤入直肠，5～10 分钟即可引起排便。或用石蜡油、肥皂水灌肠。

● 大便失禁　在有大便失禁的病人尿布、尿垫上再垫以柔软、吸水性强的卫生纸，病人大便后及时用温水擦洗肛门、臀部，尽可能使外阴局部保持清洁、干燥，以防皮肤感染。

3. 饮食护理

(1) 病人的膳食营养要全面,较轻的脑卒中病人饮食要少于平日进食量,多摄入一些禽、鱼、豆制品等优质蛋白质。能下床活动后每日可摄入蛋白质80～90克,脂肪约60克,肥胖病人每天摄入脂肪不超过40克,以防摄入胆固醇太多。少吃糖果,多吃谷物特别是粗粮,如小米粥、玉米面粥。多吃新鲜水果蔬菜,卧床病人可少量多餐,每天至少四餐。

(2) 原有血脂异常者要减少脂肪摄入,少吃蛋黄。原有糖尿病者要少吃蔗糖,用少量淀粉类食物代替。

(3) 吞咽困难和饮水发呛病人,进食时应细嚼慢咽,同时采取半卧位、坐位。饮水应少量多次,进餐应以米粥、软面条之类食物为主,有利于吞咽。

(4) 重症或昏迷的脑卒中病人,在起病的2～3天内呕吐明显,伴有消化道出血,应禁食而给予静脉营养,3天后可开始鼻饲,最初给予米汤、蔗糖、鸡蛋、少量植物油,以补充热量、蛋白质和脂肪,鼻饲速度要慢,以防反流到气管中。每天热量摄入保持在2 500～3 000千卡,每次进食后用温开水冲洗鼻饲管。

4. 发热的护理

发热在卒中病人中很常见,可以是脑血管病引起的吸收热,也可以是脑干病变引起的中枢性高热,更多的则是脑血管病并发症引起的发热,如肺感染、压疮、泌尿系统感染和电解质紊乱等。这类病人需要严密观察,认真做好护理。脑血管病合并发热的病人护理时需注意以下几点：

(1) 严密观察病人体温变化，每 4 小时测体温、脉搏、呼吸、血压 1 次。发热期间应卧床休息，对于非瘫痪病人也需要卧床休息。

(2) 高热者需予以高热量、高蛋白、高维生素、易消化的半流质饮食，体温过高时应给予流质。不能进食者可鼻饲饮食。

(3) 体温在 39℃以上者，头部可放置冰袋，体温超过39.5℃时，可用酒精或温水擦浴身体。体温骤降时，应注意保暖，以免受凉后病情加重。同时保持合适的室温，如22～24℃。

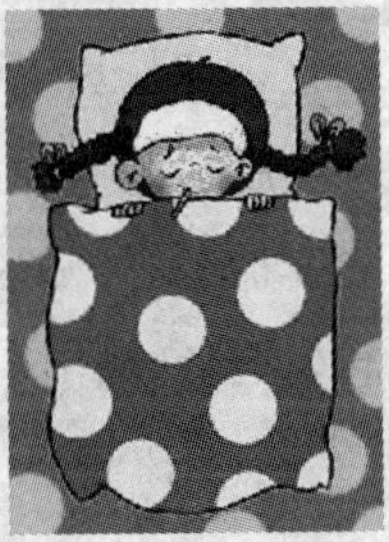

(4) 多饮水，成人每日至少饮用 3 000 毫升水。

(5) 注意口腔皮肤护理，病人饭后要漱口，可用洗必泰漱口液漱口，每日 3～4 次，口唇干燥时可涂以甘油润滑剂。因高热病人体温下降时出汗较多，应及时更换衣服及床单，以保持皮肤清洁。注意病人骨突出部位皮肤的颜色，如出现发红，要按摩并减轻局部的受压，以防止压疮的发生。

(6) 保证安全：病人高热可出现抽搐、惊厥、昏迷，应注意安全，可使用床挡及保护具，以防坠床。

(7) 诊断未明确时，须及时留取各种检查标本，如大小便标本，以便留作诊断依据。

5. 昏迷的护理

昏迷是指高级神经活动对内外环境的刺激处于抑制状态，主要表现为意识丧失和随意运动消失，对外界刺激减缓或无反应。脑血管病后昏迷患者较常见，昏迷是重症脑血管病的表现，昏迷程度的加深说明病情加重，在此期间一定要严密观察病情变化，及时抢救病人的生命。

脑血管病的急性期都会有脑水肿，可使病情加重，意识障碍程度加深，且发热、感染、水电解质紊乱等都可导致昏迷，甚至引起生命危险。

(1) 监测病人生命体征：密切观察病人病情变化，根据病情每0.5～2小时测体温、脉搏、呼吸、血压1次，观察其意识变化。若一侧瞳孔扩大，意识障碍加深，可能是脑疝的表现，应及时通知医生。输液时严格记录出入量，密切观察输液滴速。

(2) 体位：病人一般应保持平卧位，头偏向一侧，防止口中的黏液、痰或呕吐物、分泌物吸入气管。

(3) 维持呼吸功能：保持病人呼吸道通畅，每2小时翻身拍背，及时吸痰，吸痰时动作要轻，以免损伤气管黏膜。发生舌后坠时，用舌钳将舌拉出。气道定期湿化。

(4) 吸氧：给病人持续低流量吸氧，流量可控制在2～4 L/min。呼吸道不畅时可行气管切开或给予人工气道支持，也可应用人工呼吸机。

(5) 降温：体温过高时可给予物理降温及使用冰帽。

(6) 降低颅内压：用20%甘露醇以每分钟15～20毫升快

速滴入，严重脑疝者要快速加压静脉推注。使用甘露醇期间要观察尿的颜色，注意有无血尿发生。

(7) 保障安全：谵妄烦躁不安者，应加床挡以免坠床。戴假牙者应取下，以免病人吞入引起窒息。使用热水袋时避免烫伤。

(8) 保证充足的营养和水分，保持水电解质平衡不能进食者可鼻饲补充饮食，给药时，药片、药丸需碾碎成粉用胃管注入。同时严格记录输液出入量，每次进食进水都要做详细记录。

(9) 预防压疮：保持皮肤清洁，床铺柔软干燥平整。每2小时翻身拍背1次，防止压疮的发生。

(10) 口腔清洁：每日进行口腔护理3～4次，牙关紧闭者用开口器；张口呼吸者，用湿纱布盖住口及鼻部，预防口腔炎及腮腺炎。口腔有溃疡者，局部可涂龙胆紫或红霉素软膏。唇部涂甘油以防口唇干裂。

(11) 保持二便通畅：昏迷病人无法控制排尿，易造成尿失禁及尿潴留，在医生的指导下可用针灸点穴及膀胱按摩，必要时予以导尿。昏迷病人肠蠕动减慢，易造成大便秘结不畅可服用通便药，必要时进行灌肠或导出粪便。

(12) 防止感染：保持房间空气流通，每天用0.5%来苏水拖地1次，空气用紫外线灯照射半小时。病人要注意保暖，尽量减少探视人员。保持口腔皮肤清洁，便后清洁会阴。医护人员护理时严守无菌操作原则。

(13) 昏迷病人合并有肢体瘫痪者，应将患者偏瘫的肢体放置于功能位，每日进行肢体按摩，帮助肢体做被动活动，防止肢体萎缩及强直，为下一步康复作准备。

(14) 及时留取各种标本：昏迷病人要及时行各种化验检查，血尿常规、血电解质、血糖、脑脊液、血气分析、头 CT 等，主动配合医生留取各种检查标本，以配合治疗。

6. 胃管的护理

(1) 每次给病人喂食前先抽吸胃液，检查胃管是否在胃内，询问有无腹胀感。

(2) 喂食动作要轻、速度要慢。

(3) 每次灌注量 200～300 毫升，每天 4～6 次，间隔时间不少于 2 小时。食物温度一般在 38～40℃。

(4) 每次灌注前先注入少量温开水，然后缓慢注入食物。食物灌注完后，再注入少量温开水冲洗胃管以防胃管堵塞。每天清洁插管的鼻腔。

(5) 鼻饲饮食的内容和数量应根据病人消化能力及所需热量而定，每次喂食后可作记录。饮食一般给高蛋白、高热量、易消化的流食及新鲜蔬菜汁、水果汁等。

(6) 鼻饲用具如碗、注射器等要保持清洁，用后洗净消毒。

(7) 定时更换胃管，一般每 2 周更换 1 次。

7. 肺部感染护理

50%以上的昏迷病人均有不同程度的肺部感染，老年深昏迷病人 3 天内几乎都会并发肺感染。卧床病人尤其是卒中合并偏瘫的病人常见泌尿系统感染。肺感染尤其是严重肺感染时，肺通气不足、发生换气障碍，导致缺氧，继发血液黏度增加，脑循环障碍进一步加重，脑损伤加重，意识障碍加深，脑血管病的死亡率升高。

对肺部感染病人的护理措施包括：

(1) 保持空气清新，定时通风，室内温湿度适宜，定期消毒病室。

(2) 抬高床头，保持舒适体位。

(3) 保持呼吸道通畅，指导病人深呼吸，定时翻身拍背，及时吸痰。

(4) 如伴有呕吐时，及时清除口腔内的分泌物，以防误吸。

(5) 吸氧。

(6) 给予易消化的流食半流食，少食多餐，有吞咽障碍者给予鼻饲饮食，保证营养。

(7) 保持外阴清洁，多喝水，尽可能采取坐位，及时排尿，排尿时尽可能坐起或站立。

(8) 必要时导尿，导尿时注意无菌操作，导尿时间最好不要超过1周。

8. 脑血管性痴呆病人的护理

脑血管性痴呆是由脑血管病变引起的痴呆综合征。为一慢性进行性过程(数月或半年内)，以记忆力、计算能力、时间和地点判断能力、语言表达、情绪、性格、精神等方面功能减退为主要表现，并且出现了工作能力下降，影响社交活动与日常生活能力。记忆力衰退是脑血管性痴呆早期的核心症状，最早出现的是近记忆力缺损，远记忆力障碍多在后期出现。

血管性痴呆病人的智能减退是部分性的，最常见的是时间、地点判断障碍。所以病人出门后可能走失，计算力、近记忆力、自发书写及抄写能力降低，其记忆力衰退并非是全面性的。位于左大脑半球皮层的病变，可能导致失语、失用、失读、失写、失算等症状；位于右大脑半球的皮层病变，可能导致视空间觉障碍；位于皮层下神经核团及其传导束的病变，可能出现相应的运动、感觉障碍，也可出现强哭、强笑的症状，有时还可出现幻觉、自言自语、木僵、缄默、淡漠等精神症状。

血管性痴呆最关键的治疗是预防卒中的发生，而预防的关键在于控制引起血管性痴呆的各种危险因素，如高血压、糖尿病、高血脂、肥胖、吸烟、高盐饮食等。病人在接受护理过程中要防止出现误食、窒息、受伤、出走丢失等情况。

9. 吞咽困难病人的护理

偏瘫病人往往由于咽、喉、舌等部位的肌肉麻痹或不协调，而引起吞咽困难、呛咳。

● 采取正确的进食姿势

(1) 坐位进食方法：病人端坐于桌前，头颈部处于竖直位，躯干伸直，患手放于桌上。

(2) 卧位进食方法：如果病人处于卧床期，进食时家属应位于病人患侧，病人头向患侧侧屈。由于患侧咀嚼能力差，家属应将食物送入口腔后部，以利于病人吞咽。

● 食物和餐具的选择

(1) 开始时应选择密度均匀、有适当黏性、不易松散和变形、不易在口腔黏膜上残留的食物。以后从液体—粥—半固体食物—软食—常规饮食，逐步过渡。

(2) 进食时一般先少量试喂(3～5 毫升)，然后每次酌情增加进食量。

(3) 开始时宜用薄而小的勺子喂食病人。

● 喂食方法　尽量用小勺将食物送到病人的健侧舌根处，以利于病人吞咽。

病人进食速度要慢，小口进食，确认口腔中没有残留食物后再进食第二口。

● 完全不能吞咽、不能进行一点吞咽动作的病人需胃管鼻饲流食，此时陪护人员应注意其饮食卫生，同时还要积极训练吞咽。

10. 安全护理

痴呆病人由于记忆力差，定向力发生障碍，判断力不准确，常发生离家后因迷路而走失的情况，平时可在他的胸前衣服缝上姓名卡，或放在病人口袋里，注明姓名和联系方式。

病人房间尽量不要放置危险物品，住在楼上的要把窗户、阳台门锁好，防止发生意外。

病人走路要防跌倒，进食定时定量。

11. 口腔护理

脑血管病病人由于唾液分泌减少，唾液黏稠，面瘫者残渣易在患侧面颊内停留，常导致细菌或霉菌感染，发生口腔溃疡、腮腺炎、上呼吸道感染等并发症，因此，应注意口腔卫生，加强口腔护理。

能自理的病人，每天应早晚刷牙。

护理方法：及时清除口腔内分泌物，并用冷开水、1%双氧水、0.2%呋喃西林溶液或3%硼酸溶液口腔擦洗。同时注意面瘫病人侧颊部黏膜的清洁，以免食物残渣滞留而发生口腔感染。

如有口腔黏膜糜烂，可用1%龙胆紫涂抹，或用冰硼散、锡类散涂抹。如口腔黏膜及舌面上有片状或点状的白膜，提示有霉菌感染，可轻轻拭去白沫，露出湿润潮红的糜烂面，再涂上制霉菌素甘油或制霉菌素麻油。此药可自己制作，将制霉菌素片压成粉状，拌在甘油或麻油中即可。

戴假牙的病人，每次饭后要将假牙取下，用牙刷刷干净，待口腔清洁后，再戴上，以免挂带食物残留在口腔中。

吞咽困难留置鼻饲管者，也必须注意口腔卫生，一般每日应清洁口腔两次。

12. 正确的姿势

正确的姿势（坐姿及睡姿）可防止组织紧缩，减少水肿现象，并有助于活动能力的恢复。

（一）睡姿的选择及其他

卒中病人睡觉时应注意以下几点：床褥不可太软；病人需要三至四个枕头以保持正确睡姿；多采用侧卧在患侧的一边（若病人没有肩痛及其他不适）。

● 侧卧在卒中的一边　这样做的好处是可使病人更注意患

侧的肢体变化，增加触感。

（1）头部用一只枕头承托。

（2）背部可垫一只枕头，健侧微倾向后。

（3）患侧肩膀应向前伸展，手肘伸直，双手间也可放置一个枕头。

（4）患侧髋部要伸直，膝部微曲。

（5）双脚间也可放置一只小枕头。

● 侧卧在健侧的一边

（1）头部用一只枕头承托。

（2）患侧手臂及手用枕头承托，尽量向前伸，手肘保持伸直，手部不可垂出枕边。

（3）患侧髋部保持伸直，膝部微曲，用枕头承托。

● 仰卧

（1）将枕头垫在头和肩膀下。

（2）患侧肩部要高于健侧的一边，手掌向下。

● 坐姿

（1）体重要平均分布在两边臀部，不要偏坐一边。

（2）背部紧靠椅背，双脚平放在地上。

（3）手肘放在扶手上，手掌最好向上（如有困难也可向下），如有水肿应用枕头垫起。

理想的坐姿：

（1）双足能平放地面，膝及髋部成直角。

（2）坐椅不可太软。

（3）要有扶手承托上臂，如无扶手则可用枕头等代替。

(二) 改变姿势

● 在床上翻身的步骤

(1) 侧卧在患侧时,病人可用健侧脚帮患侧脚屈曲(家属可协助病人屈曲患侧脚并防止其伸出床外)。

(2) 病人双手紧握,举高,并把双手握向患侧。

(3) 双膝随着上身的动作向患侧的一边放下(家属可协助病人肩膀及患侧脚的转动)。

(4) 当翻向健侧时,重复以上步骤。

● 由卧床到坐起的步骤

(1) 由平卧转至侧卧在患侧。

(2) 健侧手放在身前按住床边。

(3) 双足垂下床边(家属可协助)。

(4) 抬高头,健侧手用力撑起身体,坐在床边(家属可扶着肩部及臀部协助病人坐起,并站在病人面前防止其向前跌)。

(5) 当侧卧在健侧时,坐起的步骤与上述相同,坐起时仍用健侧手撑起身体。

● 由坐起到卧床的步骤

(1) 如欲侧卧在患侧,先将患侧手放在大腿上。

(2) 交叠足踝。

(3) 将健侧手横过身体按在床上,缓慢躺下(家属可扶着病人肩部及臀部,协助病人卧下)。

(4) 当上身卧下时,屈膝并提起双脚上床(家属也可协助)。

(5) 如欲侧卧在健侧的肢体上,健侧手须放在身旁以放下身体,其余步骤同上。

● 由床到轮椅的步骤

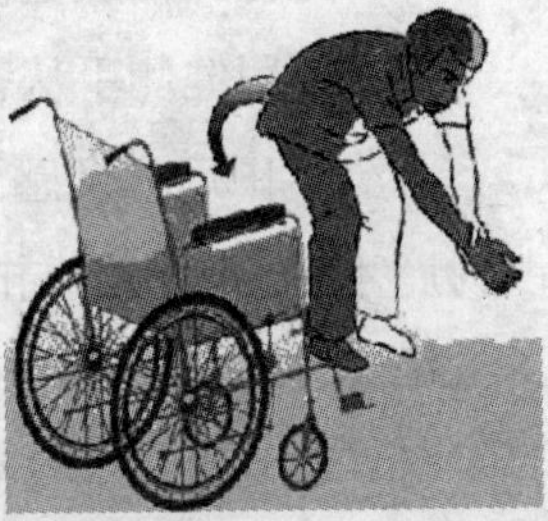

（1）轮椅要锁紧，放置在病人患侧，约45°。

（2）病人坐在床边，双足着地，双手在双膝之后，交叠放在身前。

（3）家属站在病人面前，双膝夹着病人双膝。

（4）家属双手从病人腋下穿过，托着病人肩胛骨。

（5）过轮椅时家属协助病人将身体向前弯，然后站起，并将病人转至背部向着轮椅（家人应保持背部挺直）。

（6）轮椅位置正确时便可将病人缓缓放下，放下过程中病人身体也要向前弯。

（7）由轮椅到床的方法基本一样，应让患侧先过床。

（三）穿脱衣服

● 穿脱内衣

（1）先把衫袖套进患侧手，健侧手随即穿上另一衫袖。

（2）向前弯腰并低头，健侧手将领口撑开。

（3）弯腰，健侧手从背后将衣服拉过头部，脱衣时向前低头。

● 穿衬衫

（1）先把衫袖套进患侧手，并拉至手肘位置。

（2）健侧手拉着衣领，沿肩膀把衫袖拉至健侧。

（3）健侧手随即穿上另一衫袖。

● 脱衬衫

(1) 先将衫袖从健侧手臂脱下。

(2) 或用健侧手从背后将衣服拉过头部,脱衫时向前低头。

不少卒中病人会感到单手扣钮有困难,解决办法是将纽扣改为魔术带,或利用纽扣辅助器。

● 穿长裤

(1) 将患侧脚交搭在健侧脚上,把裤管套进患侧脚。

(2) 健侧脚继而穿进另一裤管。

(3) 把裤子拉过臀部后坐下,拉上拉链。

(4) 不能站立的患者可躺下,抬起臀部,把拉链拉上。

● 穿鞋

(1) 将患侧脚交搭在健侧脚上穿。

(2) 可利用鞋拔。

● 穿袜

(1) 将患侧脚交搭在健侧脚上穿。

(2) 或将患侧脚放在矮椅上穿。

13. 家庭护理

脑血管病的家庭护理也是脑血管病治疗过程中的重要环节,不可忽视。

家庭护理的内容包括:

(1) 家属要耐心,多关心病人,积极帮助病人树立战胜疾病的信心。

(2) 注意饮食,保证足够的营养供给。卒中病人宜食清淡、易消化且富有营养的食物,可让其多吃些新鲜蔬菜、水果及豆制品。忌食过咸、过甜及辛辣、油腻等食物，并应经常保持二便通畅。

(3) 要常给病人更换体位，预防压疮、肺炎等并发症的发生，避免患肢受压时间过久而发生压疮。一般可每 2～3 小时翻身一次。还应注意保持病人皮肤和被褥的干燥、清洁。皮肤有轻度破溃时，可用滑石粉或涂些龙胆紫药水。破溃严重或局部发黑者，可在患处放置气圈，避免局部受压，并注意敷药，使之早日痊愈。

经常更换体位也有利于痰液咯出及改善肺部血液循环，故可有效地预防肺炎的发生。

(4) 加强言语训练及被动患肢活动，促进机体功能恢复。当病人病情稳定时，除了家属的帮助外，病人也可以自己用健侧肢体帮助患侧肢体活动，防止瘫痪侧肢体肌肉萎缩或关节强直。

(5) 细心观察病情变化，当发现患者的神志、言语或患肢功能变差时，要及时就医。

参考文献

1　王维治主编.神经病学.第四版.北京：人民卫生出版社,2002

2　南登崑主编.康复医学.第三版.北京：人民卫生出版社,2002

3　姜贵云主编.康复护理学.北京：人民卫生出版社,2002

4　真田详一著;曲壮凯等译.预防脑中风、老年痴呆的50法.北京：科学出版社,2004

5　杨玺主编.专家解答脑卒中.上海：上海科学技术出版社,2004

6　张学军主编.我是如何战胜脑血管病的.北京：人民卫生出版社,2003

7　王晋源主编.你有脑中风的危险吗.天津：天津科技翻译出版公司,2002

8　作田学著;王静娥等译.中风(有效地减轻中风的危害).沈阳：辽宁科学技术出版社,2002

9　黄保民主编.脑血管病调养与护理.北京：中国中医药出版社,1999